子宫颈癌防治手册

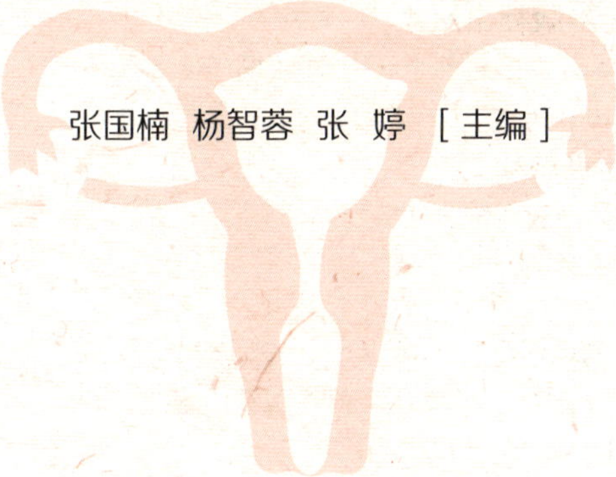

张国楠 杨智蓉 张 婷［主编］

全国百佳图书出版单位
中国中医药出版社
·北 京·

图书在版编目（CIP）数据
子宫颈癌防治手册 / 张国楠，杨智蓉，张婷主编 .
北京：中国中医药出版社，2025. 3
ISBN 978-7-5132-9327-3
Ⅰ . R737.33-62
中国国家版本馆 CIP 数据核字第 2025GR3826 号

中国中医药出版社出版
北京经济技术开发区科创十三街 31 号院二区 8 号楼
邮政编码 100176
传真 010-64405721
河北省武强县画业有限责任公司印刷
各地新华书店经销

开本 880×1230 1/32 印张 9.5 字数 189 千字
2025 年 3 月第 1 版 2025 年 3 月第 1 次印刷
书号 ISBN 978－7－5132－9327－3

定价 48.00 元
网址 www.cptcm.com

服 务 热 线 010-64405510
购 书 热 线 010-89535836
维 权 打 假 010-64405753

微信服务号 zgzyycbs
微商城网址 https://kdt.im/LIdUGr
官 方 微 博 http://e.weibo.com/cptcm
天猫旗舰店网址 https://zgzyycbs.tmall.com

《子宫颈癌防治手册》

编委会

主　编

张国楠　杨智蓉　张　婷

副主编

王登凤　彭立平　赵　军

编　委

王　丽　王馨婕　史洵玮　刘　丹
杨　敏　李　睿　何　庆　张　灿
张　杰　唐　念　黄　蓉　黎　蕾

前言

preface

人乳头状瘤病毒（HPV）疫苗的热议使子宫颈癌这一疾病进入大众视野。子宫颈癌是目前我国女性发病率最高的妇科恶性肿瘤，且呈年轻化趋势。但是，子宫颈癌也是病因明确、可防可控的恶性肿瘤。

这不是一本“养生秘籍”，不会推荐什么神奇的保健品，但会告诉你，哪些生活方式容易令人患癌，哪些措施有助于防癌。

这不是一碗“心灵鸡汤”，不能保证可以战胜任何期别的癌症，但会告诉你，哪些治疗方法可以选择，治疗结束后该怎样恢复正常生活。

这不是一部“癌症生物学”，不会堆砌各种专业词汇，但会让你明白，什么是 HPV？子宫颈是怎样发展出癌症的？为什么定期筛查很重要？

这不是一册“癌症临床指南”，不会指导你如何化疗和放疗，但会让你明白，为什么化疗、放疗会有这么多副作用，面对这些我们可以做什么？

我们希望把子宫颈癌的一些基本知识明明白白地讲给大家听，使各位知其然，知其所以然。希望读者读完这本书能更好地理解子宫颈癌的真相，不再恐慌，不再盲从。

本书编写团队来自四川省肿瘤医院妇科肿瘤中心，包括长期在妇科肿瘤学界从事临床、科研、教学与预防工作的人员，专业知识深厚扎实。尽管想面面俱到，但仍恐有所疏漏，不妥之处敬请读者提出宝贵意见，以便再版时修正！

本书编委会
2025 年春于四川省肿瘤医院

目录

contents

子宫颈癌防治手册

第一篇　子宫颈癌是什么

第一篇

子宫颈癌是什么

朋友们，大家好！我是子宫，顾名思义就是“孩子的宫殿”。

第一章　什么是子宫颈癌

第一节　子宫的“亲属伙伴们”

⊙ 一、子宫

朋友们，大家好！我是子宫，顾名思义就是“孩子的宫殿”。我有个洋气的英文名——uterus，大家可以叫我“尤特蕾丝”，我称得上是女性生殖系统最核心的成员了，因为我是产生月经、孕育胚胎及胎儿的器官，是所有人的第一个家，知道我的重要性了吧！我感觉我就是女性盆腔的“女王”，在盆腔最中心，像个前后略扁的“梨子”倒置在盆腔底部。

我的身体有上、下两个部分，上面比较宽大、占据我身体大体积的部分叫子宫体，下面比较窄的部分是子宫颈，听起来是不是有点头重脚轻的样子？我的子宫体部位是最坚厚牢固的地方，这里从内到外分为 3 层：子宫内膜层、子宫肌层和子宫浆膜层。

女性每个月的月经，就是由于我最里面的子宫内膜表面2/3的功能层受到卵巢双胞胎姐妹分泌的激素指挥，进而脱落形成的，是一种周期性的变化。我拥有厚实而强大的子宫肌层，由内、中、外足足3层肌肉纤维或环形，或交叉，或纵行包裹排列而成，复杂而又有规律，神奇吧！所以，我的弹性非常好，这样才能在怀孕的时候像气球一样，逐渐延伸扩大，并让小宝宝在里面安稳地长大。

如果把子宫比作一个微微吹起来的气球，那子宫颈就是气球的口部，像一道锁住子宫这所房子的门。子宫颈是由结缔组织构成的，有少量的平滑肌纤维。子宫颈管是子宫颈内的内腔，上端通过宫颈内口与子宫腔相连，下端通过宫颈外口与阴道相通，子宫颈管内的柱状上皮可以分泌黏液栓，这个黏液成分和性状也受到卵巢姐妹分泌的激素指挥，周期性地堵塞子宫颈口这道门。例如女性排卵的时候，黏液就稀薄、透明，拉丝可达10cm以上，这可是为了方便精子能够顺畅地穿透这道门，进入宫腔去与卵子结合呢。排卵后黏液就开始变得黏稠而浑浊了，这样可以更好地避免外来细菌入侵，起到隔离保护作用。

为什么子宫颈部位这么容易生病呢？这里就不得不好好说说了。

子宫颈分为子宫颈阴道上部和子宫颈阴道部，上部与子宫体相连，下部突入阴道内，子宫颈阴道部就是突入阴道内的子宫颈表面了，也就是医生在妇科检查时可以看到的部分。子宫颈阴道部与下方的阴道延续，与外界相通，容易受到外界刺激因素的干扰，例如性行为影响、细菌感染、病毒入侵、阴道微环境变化，甚至是异物的破坏等，这些因素都可能让这个暴露在阴道内的子宫颈表面受伤。

尤其要注意让我们都感到害怕的高危型人乳头状瘤病毒（HPV），如果它在入侵后没有被及时消除掉，而呈持续感染，就会破坏子宫颈细胞，逐年积累就可能会发展为子宫颈浸润癌。简单来说就是子宫颈的正常细胞变成异常细胞，并失控性生长。

你知道子宫颈哪个部位最容易发生子宫颈癌吗？

皮肤是人体的表层，子宫颈的表层叫上皮，由柱状上皮细胞和鳞状上皮细胞组成。柱状上皮细胞主要覆盖在子宫颈管，还有部分会覆盖在子宫颈阴道部，而鳞状上皮细胞则大部分覆盖在子宫颈阴道部。

鳞状上皮细胞在我们身体很多外在部位可见，例如皮肤表皮、口腔、气管、咽、食管、角膜、肛门、阴道、外阴、阴茎等处。有没有发现这些分布位置的共同点是什么？它们都属于与外界相通的部位，有一定的防御作用，这也是它们有很多层的原因，就像修建得厚厚的城墙，可以抵御外来“入侵者”。

柱状上皮细胞就没那么坚硬厚实了，它只有一层，主要分布于胃、肠、子宫和输卵管的内腔面，主要负责吸收和分泌等“后勤保障服务”，比如吸收水、分泌黏液等。

在子宫颈阴道部，单层的柱状上皮呈红色颗粒状，而鳞状上皮是淡粉色膜状，两种上皮在子宫颈阴道部有原始的交界处，看上去像子宫颈完好的上皮被侵蚀了中间部分，大家都不恰当地称它为“子宫颈糜烂”，其实这可能就是因为在雌激素的作用下，子宫颈柱状上皮不断扩张，跑到鳞状上皮的居住地来“抢地盘”而已，多数时候是一种正常的生理现象。但前提是做好定期的子宫颈癌筛查，即专门针对子宫颈的体检，因为有时候子宫颈病变也会表现为“子宫颈糜烂”样的外观。因此，别再随意听信“子宫颈糜烂”的诊断，去做一些费用不菲的“治疗”了，这些都是不科学的做法。

但是，这些来“抢地盘”的柱状上皮生活得还是很艰难的，它们脆弱得只有一层，而子宫颈阴道部这个地方可是一个酸性环境，而且会受到性行为、炎症等刺激。为了适应这样的环境，部分柱状上皮会逐渐转变为更强、更厚的鳞状上皮。

这些新长出来的鳞状上皮和原来的柱状上皮就有了新的界限，而这个过渡的地带就被称为“转化区”，也叫“移行带”。因为这个地带每天都发生着活跃的细胞转变，所以也是病毒入侵后细胞最容易发生恶变的区域。

所以，保护女性的子宫颈是保护子宫的第一要务，识别子宫颈的病变就必须重点关注“移行带”哦。

你知道吗？我能够安稳地驻扎在盆腔里，主要靠4对韧带固定，它们是阔韧带、圆韧带、主韧带、宫骶韧带。有了由它们共同组成的固定装置，我才能够在盆腔里固定位置，不偏、不移、不下垂。

⊙ 二、其他内生殖器：输卵管、卵巢、阴道

接下来看看我的亲属和邻居们吧！她们和我都属于女性生殖系统这个大家族。

我的子宫体顶端，又称子宫底，子宫底的两侧为子宫角，两侧子宫角分别和左右的输卵管相连并相通，看上去就像我头顶梳了2个麻花辫呢。

输卵管是一个空心的器官，就像生活中常见的各种输送管道一样，但是她不是一根笔直、粗细均匀的管道。输卵管共有4段，各具特点：①间质部，管腔最狭窄；②峡部，细而直；③壶腹部，管腔宽大而弯曲，是受精发生的位置；④伞部，在最外侧端，管口开口处与腹腔相通，仿佛两只手，靠近卵巢，有“拾卵”的作用，可以把卵巢排出的卵子抓取到输卵管中，与精子相遇。

卵巢，是一对姐妹花，可是女性至关重要的、有分泌激素功能的器官。包裹在外层的皮质，是卵巢的主体，由大小不等、发育程度不同的卵泡、黄体和她们退化后形成的残余结构

组成。卵巢姐妹一左一右居住在输卵管隔壁，由卵巢悬韧带、卵巢固有韧带、卵巢系膜等共同固定，悬在盆腔深处。

卵巢是产生卵子和性激素的器官。她产生的性激素起到调控女性生理周期的作用，例如让子宫内膜发生周期性变化并脱落呈月经血、让子宫颈分泌不同状态的黏液以适应环境，犹如四季更替，周而复始，是一对小而神奇的器官。

我们女性生殖系统家族关系非常和谐，成员们通力配合，共同完成孕育生命这一伟大工作。每个月卵巢姐妹花轮流工作，排出卵子。“快递员”输卵管把卵子拾到管道内，有缘时精子和卵子会一拍即合，在输卵管内结合形成受精卵。随后，受精卵被“快递员”安全送至子宫腔内安家，在那里发育成胎儿，直至分娩。

子宫颈部向下延伸的器官就是阴道。阴道是性行为发生的地方，也是月经排出和胎儿分娩的通道。阴道上端是子宫颈，并包绕一圈形成前、后、左、右四个部分的阴道穹窿，就像蘑菇头一样，其中后穹窿最深，和盆腔最低位置相邻。所以，有时候医生从这里穿刺，可引出盆腹腔最低处的积液或获取盆腔病灶，帮助判断盆腹腔内的情况；也可经此处进行盆腔内的手术。

⊙ 三、外生殖器

我们家族按照定居地主要分为两支：内生殖器和外生殖

器。以上都是内生殖器成员的简介，他们都定居在女性真骨盆内。而外生殖器就是暴露在外的，无须借助检查工具即可查见的器官，包括阴阜、大阴唇、小阴唇、阴蒂、阴道前庭。在女性外阴部位，两侧大阴唇自然合拢，遮掩阴道口和尿道口。

此外，说到生殖系统，有人会提到“处女膜”，这里我们也一次性说清楚。

实际上，处女膜这样的名字是具有一定误导性的，总是让我们以为是一张像塑料薄膜一样的东西，挡在阴道口那里。大众普遍误认为处女膜像一层密不透风的“纸”，初次同房时会捅破这层纸，从而留下处子之血。

但实际上，没有一个健康正常女孩子的处女膜是那个样子的，处女膜不是一层覆盖了整个阴道口的薄纱，它其实是一块很薄、很纤嫩的结缔组织，呈一圈环形皱襞状，中心是空的，不然女性每个月的月经就没办法流出来了。也就是说，处女膜天然就是“破”的，中间有不同形状、不同大小的孔。所以第一次同房未见落红也是有可能的。

相反，没有孔的处女膜才是“畸形的”，会导致经血不能排出，从而在体内积累压迫，造成腹痛，医学上称之为“处女膜闭锁”，需要手术切开以恢复正常。

这就是我“尤特蕾丝”所在的大家族了，今天的初认识就到这里吧！

第二节 每年有多少人罹患子宫颈癌?

我国一年到底有多少女性患有子宫颈癌?

有没有地域性差异呢?

听说现在子宫颈癌的发病有年轻化趋势?

别着急，听我慢慢道来!

从全世界的癌症数据看，子宫颈癌是全球妇女第四大常见癌症，据报道，2022 年有 66.10 万例新发病例，34.82 万死亡病例。不同地区的发病率差异较大，全球约 84% 的新发病例来自低、中等收入国家。通过开展 HPV 疫苗接种、子宫颈癌筛查等干预，美国、英国、澳大利亚、新加坡、丹麦、日本等发达国家的子宫颈癌发病率呈逐年下降趋势，这也进一步说明了子宫颈癌能够被有效预防。

我国最新癌症数据公布，2022 年有 15.07 万女性患子宫颈癌，每 10 万女性中约有 21.18 人发病，发病率在女性癌症中排第五位，且近年来，发病患者数呈逐年增加趋势。值得注意的是，近 20 年来中国子宫颈癌的发病率和死亡率仍呈现不同程度上升的趋势，中西部经济较落后的地区、农村地区和山区患病率更高。

那么，子宫颈癌患者多是什么年龄段的女性呢?

在我国，20 岁以前的女性少见发病。女性在 25 岁之后，子宫颈癌的发病率随年龄增加而显著升高，发病的高峰在 50 ～ 55 岁。注意，这并不代表 55 岁之后的女性不会患子宫颈癌，只是发病率有所降低，60 ～ 70 岁又有一波高峰出现。但是近年来，子宫颈癌的平均发病年龄在逐渐降低，有年轻化趋势。

此外，在我国，子宫颈癌发病有地区差异，呈现出农村发病率稍高于城市的特征。而且，在城市地区，子宫颈癌患者的发病年龄往往更低。

为了减轻全球子宫颈癌疾病的负担，世界卫生组织（WHO）于 2018 年发起了消除全球子宫颈癌行动计划，并在 2020 年 11 月正式发布了《加速消除宫颈癌全球战略》，得到了包括中国在内的 194 个国家的积极响应。该计划的目标是，在 21 世纪末把子宫颈癌这一女性生殖系统发生率最高的恶性肿瘤的发病率降低到 4/100000 以下，即达到罕见病的发生率，实现全球消除子宫颈癌；同时确立了 2030 年实现“90–70–90”的阶段性防控目标，这是指到 2030 年对子宫颈癌的防控要达到：

① 90% 的女孩子在 15 岁前全程接种人乳头状瘤病毒（HPV）疫苗；

② 70% 的妇女在 35 岁和 45 岁接受高效能的子宫颈癌筛查；

③ 90% 已确诊子宫颈疾病的患者得到治疗（包括子宫颈

癌前病变患者和子宫颈癌患者）。

让我们一起行动起来，关注女性健康，预防子宫颈癌，消除子宫颈癌！

第三节　子宫颈癌的高危因素

女性为什么会患子宫颈癌呢？可能与以下原因有关系。

1. 高危型人乳头状瘤病毒持续感染

人乳头状瘤病毒，顾名思义，是一种病毒，英文名简称HPV。HPV 不是一个病毒在单打独斗，而是一个数量众多的团队！ HPV 团队内部主要有两大势力，分别是有致癌性的高危型和没有致癌性的低危型。高危型 HPV 团队中，HPV16、HPV18、HPV31、HPV33、HPV35 都是子宫颈的头号克星，到了子宫颈就不想走，导致持续感染，最终极易让子宫颈上皮细胞暴走变异，继而引发子宫颈癌。总之，高危型 HPV 持续感染是子宫颈癌最主要的病因。

2. 错综复杂的性风险

女性初次性行为年龄较早、性行为频繁、多个性伴侣，以及无保护的性行为、性卫生不良或者患有性传播疾病等都会增加患子宫颈癌的风险。

为什么子宫颈癌和性行为密切相关呢?

首先，HPV 主要通过性接触悄悄潜入阴道和子宫颈。HPV 喜欢生活在阴暗潮湿的环境，这也是为什么同样感染了 HPV，女性更容易发生子宫颈癌和阴道癌，而男性发生阴茎癌的概率却较低。

其次，性行为频繁、有多个性伙伴，容易导致阴道微环境改变，免疫保护屏障破坏，并且同时感染多个高危型 HPV 的风险增加，危险等级直线飙升，患子宫颈癌的风险也随之增加。

越早开始性行为的女孩，患上子宫颈癌的可能性就越高，这又是为什么呢?

这是因为少女的子宫颈尚未完全发育成熟，免疫防御系统功能还不完全，容易受到各种有害因素的影响。因此，如果太早体验“性”福，那么感染高危型 HPV 并呈持续感染状态的概率会更大，更容易发展为子宫颈癌!

另外，有些性传播疾病，比如艾滋病、淋病、梅毒等，它们往往是 HPV 导致子宫颈癌的帮凶！它们不仅会直接引发子宫颈炎症、细胞损伤，还会给我们的免疫系统来个“莫名其妙”的打击，从而导致子宫颈在自我修复过程中误入歧途。

3. 危险的行为习惯

危险的行为习惯，如吸烟、饮酒会一定程度削弱人体免疫功能，对子宫颈癌的发生起到“推波助澜”的作用。因为人体免疫系统就像保卫我们身体健康的军队，而吸烟、饮酒等可能会影响它们的战斗力，从而使得一些病毒、细菌等外来入侵者有了可乘之机。有研究显示，烟草燃烧后产生的有害物质还可直接损害子宫颈上皮细胞，导致癌变的风险增加。所以，与不吸烟的女性相比，吸烟女性患子宫颈癌的概率会明显增加。

4. 免疫功能低下

当我们的免疫系统因各种原因变得不堪一击，陷入窘境时，它就像是一个脆弱的城堡被困在围墙之内，无法有效防御外来的威胁，我们只能眼睁睁地看着各种病原体逼近而束手无策。比如艾滋病患病期间，或器官移植术后服用免疫抑制剂时，我们的免疫系统就像是一座孱弱无助的城堡，面对病毒、癌细胞等肆意入侵的敌人，毫无还手之力。

5. 长期口服避孕药

长期口服避孕药可能与子宫颈癌的发生有一定关联，但也存在争议。它们彼此间好像有一种不可言喻的联系。

说了这么多，大家不难看出，子宫颈癌不仅要靠我们自己努力预防，我们的另一半也起着至关重要的作用！

因此，各位女生请注意：找对象很重要，我们给你支支招！

一看人品：不要只看脸蛋和性格，男人的人品也是绝对不能忽略的哦！女性虽然有唯一的性伴侣，但如果她的对象同时有多个性伴侣，那么她的身体可能处于大大的危险中。不过，如果你的伴侣给你的感觉靠谱，那就别忘了给他做一份真实可靠的“HPV 背景调查”哦！

二看“前科”：男人的前妻如患有子宫颈癌，则第二任妻子患子宫颈癌的危险性也会明显增加。所以，不要对“前科”视而不见。

三看“硬件”：男性包皮过长，容易藏污纳垢，就容易藏匿 HPV，不仅男性自己容易患阴茎癌，女伴患子宫颈癌的风险也会增加。

总之，在选择性伴侣时，不仅要看外表和个性，还要注意对方的健康状况和过去，以及他的卫生习惯。这样才能保证自己的身体健康哦！

第四节　子宫颈癌的病理类型

什么是病理类型呢？

我们人体不同部位的器官都可能发生恶性肿瘤，俗称“癌症”，但同一器官的恶性肿瘤也可以细分出很多的病理类型。这就好比同样都称为“橘子”，但是却可以分出砂糖橘、椪柑、丑橘等多个类型。当然，不同类型的“橘子”特点也不一样，比如砂糖橘甜度较高，丑橘果皮凹凸不平，椪柑皮厚粗糙。同理，虽然都是同一器官的恶性肿瘤，但是不同病理类型有不同的特点，因此其治疗方式和治疗效果等都可能有所不同。

绝大部分恶性肿瘤的确诊需要做病理检查，而要知道具体的病理类型，更需要做病理检查。

众所周知，病理诊断是临床诊疗的“指挥棒”，来不得半点马虎，必须坚持“慢工出细活”的原则。从取材到出结果，需要经过一系列复杂的工作流程，才能得出最终的准确诊断。

为什么一定要等病理诊断呢？

因为病理诊断是绝大多数疾病诊断的“金标准”，俗称确诊报告，可以明确告诉我们，这个部位的疾病是什么，这直接关系到“该怎么治疗”。肿瘤治疗往往是综合治疗，治疗方案的选择格外重要，病理诊断就像岔路口的指示牌，带领我们走向正确的那条路。

那么，怎么知道子宫颈癌的病理类型呢？

妇科医生在子宫颈取出部分可疑的病变组织，随后，病理科医师将这些组织经过规范处理，通过染色和显微镜下的放大观察、辨认、分析，才能做出病理诊断。对于一些少见或疑难的情况，病理科医师会进一步做免疫组织化学检测帮助判断。

子宫颈癌的常见病理类型包括子宫颈鳞状细胞癌、腺癌、腺鳞癌等。这些结果又代表什么呢？

子宫颈鳞状细胞癌（简称鳞癌）是最常见的子宫颈癌类型，占子宫颈癌的 75% ～ 80%，其次是腺癌，约占 20%，另外还有一些其他少见类型，如腺鳞癌、胃型腺癌等。

子宫颈鳞癌，即子宫颈表面的鳞状细胞出现癌变，多呈外生型生长，因此疾病早期就会出现出血症状（比如同房后阴道流血），容易引起患者警觉，从而能够及时就医，得到及时治疗。此外，相比其他病理类型，鳞癌对放疗、化疗更为敏感，治疗效果最好。

我国近 30 年来子宫颈腺癌的发病率有所升高，尤其是较年轻女性。子宫颈腺癌主要发生在子宫颈管内，除了同房后阴道流血症状外，还可能表现为白带增多、白带伴有血丝及流液等，有些症状不明显，容易被忽视。

因此，大家平时要多观察自身症状，当出现白带异常、阴道流液、同房后阴道流血、月经异常（阴道不规则流血）等情况时，请及时就医。此外，定期做好包括子宫颈癌筛查在内的体检也十分重要，并且相关结果应咨询妇科肿瘤医生。

第五节 子宫颈癌的临床表现

你知道吗？早期子宫颈癌往往没有明显症状。大多数早期子宫颈癌患者是在体检（妇科检查和子宫颈癌筛查）中发现自己“中招”的。相反，如果是因为已经出现相关临床症状才到医院就诊的患者，多数已是中晚期了。因此，提高女性定期进行子宫颈癌筛查的意识是格外重要的，并且女性在有性行为后，应尽早开始筛查，早发现、早治疗相关疾病，以提高治愈率。

那么，子宫颈癌的临床表现有哪些呢？总体来说，子宫颈癌的临床表现是随着病情的发展而相应变化的。如果出现以下类似的症状，要警惕子宫颈的相关问题，尽早就医。

1. 阴道流血

一般来说，多数子宫颈癌的病变是向外生长、向阴道突出，呈菜花样外观，质脆，碰之易出血。因此，子宫颈癌相关的阴道流血常表现为接触性出血，即性行为后或妇科检查后出现阴道流血，也可表现为不规则阴道流血，或者经期延长、月经淋漓不尽等症状。如果病变部位向内生长，藏在子宫颈管中，阴道流血的情况会比较晚出现。而出血量的多少则与肿瘤大小、侵犯血管情况等有关，病灶较大，或病变侵犯了大血管，则可能引发阴道大出血，甚至失血性休克等危及生命的情况。

育龄期女性在正常情况下应该有规律的月经周期及经期，但凡出现阴道不规则流血等异常情况，在排除妊娠相关、内分泌失调原因后，应警惕子宫颈或子宫内膜的病变。

所以，要特别注意阴道接触性出血，尤其是性行为后阴道流血，这可能是早期宫颈癌的临床表现。

老年女性则常表现为绝经后阴道流血。这里需要指出的是，绝经后阴道不规则流血，除了提示可能出现子宫颈病变以外，还有子宫内膜病变及卵巢肿瘤等其他妇科疾病的可能性，应进一步检查以排除和明确，例如妇科检查、HPV 检测、子宫颈液基薄层细胞学检查、彩超等。

2. 阴道排液

一些患者可表现为阴道分泌物呈稀薄如水样、血性、黏液样或米泔状、脓性。这些表现有可能被患者误认为是阴道炎或子宫颈炎而未能及时到医院就诊。晚期子宫颈癌患者常因癌组织局部坏死伴感染，出现米泔样或脓性伴有特殊恶臭的阴道分泌物。

因此，女性一旦出现异常阴道流血或异常阴道分泌物，应尽快到正规医院妇科或妇科肿瘤科就诊，经过专科医生行妇科检查等初步查体后方可做出下一步判断，切忌讳疾忌医，避免错失最佳治疗时机。

3. 其他晚期临床表现

子宫颈癌患者还可能出现其他症状，例如：肿瘤较大向前压迫或侵犯膀胱引起尿频、尿急、血尿等；肿瘤向后压迫直肠可能导致排便困难、血便等；肿瘤侵犯至骨盆壁则会导致腰痛、骨盆痛，甚至下肢放射性疼痛等；肿瘤压迫或累及输尿管时，会出现输尿管梗阻、输尿管扩张、肾盂积水，甚至尿毒症，也有腰胀痛、尿少等症状；晚期患者可能出现贫血、乏力、消瘦等恶病质全身症状。

以上都是子宫颈癌较为典型的临床表现。所有女性请注意：如果出现以上症状，请务必重视，尽快到正规医院就医，找到症结所在才能放心。症状不典型的情况也偶有发生，因此定期体检也很重要。

第六节　子宫颈癌的诊断

当侦探家遇上子宫：揭秘子宫颈癌的诊断奥秘！

今天我们要揭开一个神秘的案件——子宫颈癌的诊断奥秘！子宫颈癌是最常见的妇科恶性肿瘤之一，国家癌症中心发布的 2024 年全国癌症报告显示，子宫颈癌的发病率在我国女性恶性肿瘤中居于第五位！

首先，让我们看看这个案件的线索——过往经历。如果你有高危型 HPV 感染史、过早性行为、多个性伴侣等不利情况，那可是个重要线索哦！

接下来，我们需要观察一下现场——临床表现。如果你出现性生活后阴道流血或不规则阴道流血，或者白带异常、阴道流液伴有腥臭味等情况，那可是个很有嫌疑的表现！

好了，我们需要进行一些侦查手段了——诊断检查。

子宫颈液基薄层细胞学检查（简称 TCT）与 HPV 检测：发现早期病变！

子宫颈 TCT 和 HPV 检测就是子宫颈癌筛查常备的侦探组合！它们能够发现子宫颈癌的早期迹象，就像是找出隐藏的坏人一样。即使你感觉身体没什么问题，这些检查也能通过细致地观察细胞外观有无改变、检测有无 HPV 感染，帮你发现可能存在的早期病变或潜在的病变。它们就像是专业的侦探，为了保护你的健康，会及时向医生报告，以便明确进一步的诊断检查。

妇科检查：实地探查，直视子宫颈及周围病变情况！

妇科检查是诊断包括子宫颈癌在内的子宫颈病变的一项基础操作。从解剖学角度来讲，不同于我们腹腔、胸腔内的器官，子宫颈是通过妇科检查就能直接查看外观有无异常的器官，并且便于取材以进行相关检测及必要时活检。对于子宫颈癌患者，病理检查是明确诊断的金标准（即是否是子宫颈癌），而综合分析妇科查体情况与磁共振（MRI）、CT 等影像学检查结果，基本可以初步判断疾病分期（即判断是子宫颈癌的早期、中期或晚期）。

妇科检查时，首先进行的是肉眼观察，医生借助窥阴器等专业工具，可以看到阴道及子宫颈表面的情况，有些子宫颈癌患者的阴道或宫颈表面会呈菜花状或者溃疡火山口状等外观，有经验的医生一看到这些，基本上就判断得八九不离十了。

其次，三合诊是妇科检查中的“重头戏”，能够揭示阴道、子宫颈和子宫周围的各种秘密。医生们通过这个方法，可以了解子宫的大小、位置、活动度，肿瘤的位置、大小及其与盆壁之间的关系等，甚至还能有子宫周围病变的意外发现，从而对患者进行初步诊断和明确分期。

大家不要小看这些检查方法哦，因为妇科检查是绝大多数妇科疾病诊断的基础，可以为后续的诊断和治疗提供重要线索和依据。所以姐妹们在体检的时候，一定不要因为害羞而拒绝妇科检查哦。

碘试验：揭秘病变藏身之地！

除了传统的妇科检查，我们还有一项特别的绝招——碘试验，这招一般用于初次子宫颈癌筛查出现异常，医生高度怀疑有病变的情况。它不仅可以帮我们准确定位病变区域，还能对那些可疑度高的病变区域进行活检，大大提高了诊断的准确率！

阴道镜：病变定位达人，精准找出子宫颈癌藏匿之处！

除此之外，阴道镜检查也是个重要的侦查手段，它联合碘试验一起，通过放大作用，帮助医生更好判断病变的精确位点，能够进一步提高活检的准确率。有了它，我们可以发现症状不典型的早期子宫颈癌病变，避免漏诊、误诊而导致延误病情。

肿瘤标志物：子宫颈癌诊断的得力助手，揭开隐形威胁！

除了上述检查，实验室检验在妇科诊断中也扮演着重要角色。此时，肿瘤标志物闪亮登场！它不仅可以帮助医生判断病情和评估治疗效果，还能在随访中为我们揭示病情的变化。其中，鳞状细胞抗原（SCCA）被誉为子宫颈鳞状细胞癌的“头号通缉令”，只要血清中 SCCA 水平超过 1.5mg/mL，就意味着子宫颈可能存在异常情况！当然，除了 SCCA，还有其他肿瘤标志物同样值得我们关注，比如癌胚抗原（CEA）、糖类抗原 125（CA125）或糖类抗原 19-9（CA19-9），如果它们升高，那可能预示着体内存在子宫颈腺癌的潜在威胁！

组织病理学：子宫颈癌诊断的金标准！

再厉害的高手也有走眼的时候，病理检查是绝大多数疾病确诊的重要手段，是必不可少的！就好比我们怀疑某人是小偷，法官如果要给他定罪，就必须有充分确凿的证据，否则也只能停留在怀疑阶段。

病理检查可以回答我们最关心的几个问题：①有没有子宫颈恶性肿瘤？②如果有，具体是什么组织学类型？是鳞癌、腺癌，还是腺鳞癌，或其他少见类型？③肿瘤的分化程度是高、中、低哪种……

所以，诊断子宫颈癌，最不可缺少的检查非病理检查莫属了。

影像学检查：治疗决策中的关键角色，揭示肿瘤侵犯的范围和程度！

当我们需要了解肿瘤转移、侵犯范围和程度时，影像学检查就派上了用场。它们可以帮助医生做出临床决策并评估治疗效果。影像学检查是一类检查方法，各具特点，医生需要根据不同部位、不同病情选择适合的影像学检查，以了解肿瘤藏身的地方。

腹盆腔彩超就像是给身体拍了一张微缩版的照片，通过观察这张微缩版的照片，医生可以大概了解子宫颈的一些变化。

腹盆腔 MRI 是子宫颈癌患者的最佳影像学检查方法，它就像是给子宫颈做了一次扫描。通过 MRI，医生可以发现病变并准确判断其大小、位置、是否有盆腹腔淋巴结转移、与周围组织器官的毗邻关系，以及周围组织器官是否受到侵犯。MRI 检查就好像给包括子宫颈在内的腹盆腔各个器官制作了一份详细的地图一样！相比 CT 检查，MRI 检查的软组织分辨率更高。

腹盆腔 CT 主要用于患者体内有金属置入物无法做 MRI 的情况，例如安置了有金属成分的避孕环等，这时就适合在比较大的范围内了解肿瘤的侵犯范围和程度。腹盆腔 CT 就像给盆腹腔拍了一张特写照！

胸部 CT 检查主要用于排除肺部原发或转移病变、纵隔和锁骨上淋巴结转移等情况。它们就像是给肺部和纵隔淋巴结进行了精密的安检，帮助医生确定是否存在远处转移。

PET/CT 或 PET/MRI 是更先进的影像学检查，价格相对昂贵，但灵敏度更高，可以帮助我们发现更小、更隐蔽的肿瘤病变，在鉴别良恶性病变方面具有一定优势，就像给全身拍了一组特别的艺术照！

子宫颈癌患者可能涉及的其他检查还包括膀胱镜和直肠镜等，因为从生理解剖位置来说，膀胱和直肠是子宫颈的隔壁邻居，故可能出现子宫颈癌侵犯膀胱、直肠的情况。它们就像给怀疑受到侵犯的膀胱和直肠做了一次小窥探，帮助我们了解膀胱、直肠内部有无明显异常，必要时应采取活检以明确诊断。

核素骨扫描仅在怀疑有骨转移的患者中使用，就像是给骨头做了一组 X 光片，帮助医生找到可能存在的骨转移。

总之，以上这些检查手段都是“子宫颈癌侦探联盟”的一员，当它们出动，子宫颈癌将无所遁形！有经验的妇科肿瘤医生在它们的辅助下才能运筹帷幄，合理安排每项检查，精准诊断，尽早治疗。

第七节　子宫颈癌的分期

当确诊了子宫颈癌时，很多人的第一反应是问：“我的癌症是早期还是晚期？”因为在她们的观念中，“癌症晚期”等同于被判“死刑”。

那么，子宫颈癌分早期和晚期吗？

目前子宫颈癌采用的是国际妇产科联盟（FIGO）分期标准，根据肿瘤的局部生长、淋巴结有无转移、远处有无转移来综合判断分期。

子宫颈癌分为Ⅰ期、Ⅱ期、Ⅲ期及Ⅳ期。这4个分期中，Ⅰ期及部分Ⅱ期通常就是大家理解的“早期”，而Ⅲ期及Ⅳ期相应地就是通俗说法的“晚期”。

此外，子宫颈在发展成恶性的子宫颈癌之前，还会经历一个介于“良恶”之间的时期，即子宫颈癌前病变。此时子宫颈细胞已经变得异常，并有可能癌变。一般来说，从癌前病变发展到子宫颈癌需要10年左右的时间，当然也有个别的患者，发展比较快。

对于不同的分类方法，子宫颈癌前病变的病理诊断名称可能不同，目前称为低级别鳞状上皮内病变（LSIL）和高级别鳞状上皮内病变（HSIL），既往称之为子宫颈上皮内瘤变（CIN）。

根据异常细胞所占比例，CIN分为三级：CIN1（轻度非典型增生）、CIN2（中度非典型增生）和CIN3（重度非典型增生和原位癌）。粗略地说，LSIL相当于CIN1，HSIL相当于CIN3和大部分CIN2。值得注意的是，CIN3中的原位癌听上去很吓人，实际上还没到“癌”的恶性程度，所以，现在已经不用

“原位癌”这一名称，但这个阶段也应该尽快接受治疗了。

无论是哪个级别的子宫颈上皮内瘤变，都可能出现自然消退，或持续存在，或进一步发展的情况。疾病发展至 HSIL 时如果及时治疗，可以避免进一步发展成癌。

那么子宫颈癌的具体分期是怎样来划分的呢？

Ⅰ期：早期局限

Ⅰ期子宫颈癌象征着疾病尚处于萌芽阶段，癌灶被严格限制在子宫颈内，即便是轻微扩散至子宫体，在此阶段也可忽略不计。这为患者争取了宝贵的治疗时机，多数早期发现的患者可通过手术或放疗获得良好的治疗效果。

Ⅱ期：局部扩展

Ⅱ期子宫颈癌标志着癌灶开始突破子宫颈的界限，向周围组织蔓延，但尚未触及阴道下 1/3 或骨盆壁。

Ⅲ期：广泛扩展

Ⅲ期子宫颈癌是疾病广泛扩展的标志，癌灶不仅累及阴道下 1/3，还可能扩展到骨盆壁，甚至引起肾盂积水或影响肾功能，同时可能累及盆腔和腹主动脉旁淋巴结。

Ⅳ期：晚期转移

Ⅳ期子宫颈癌是疾病的最晚期阶段，肿瘤已侵犯膀胱黏膜或直肠黏膜，或发生远处转移。

疾病的不同分期，决定着治疗方案也不同。

子宫颈癌早期患者首选手术治疗。手术就像是一支精锐的先锋部队，迅速果断地进入并清扫战场，广泛性手术可以切除肿瘤和受侵犯的组织。

而放疗、化疗、靶向治疗、免疫治疗等则像是一支强大的后援部队，为子宫颈癌中晚期患者的治疗提供全面的支持和增援。放疗和化疗使用高能辐射和生化武器，以消灭癌细胞。而靶向治疗和免疫疗法，以不同的作用机制与放、化疗产生协同效应，为整体治疗效果增添力量。

特别要强调的是，肿瘤分期并不是决定选用哪种治疗方法的唯一因素。有时，不同分期的癌症可能以相同的方式治疗，或者相同分期的癌症可能以不同的方式治疗，需要由妇科肿瘤专科医师根据患者的具体情况制订合适的治疗方案。

一般来说，放疗适合于所有的期别。部分早期患者可能因合并其他疾病或年龄大而难以承受手术，以及一些不愿意接受手术的患者，可以直接采取放、化疗，相当一部分人同样可以达到根治的效果，所以我们一定不要认为只有手术才是最好的哦，也不要认为不能手术就等于没救了！只有适合自己的治疗方案才是最好的。

子宫颈癌是根据什么来分期的呢？

通常来说，在病理组织学确诊后，医生需要在体格检查的基础上结合影像学、术后病理诊断（手术治疗）等资料方能确定具体分期。

前面提到，子宫颈癌有一些典型症状，比如阴道流血、阴道流液等。但是，有时女性一发现症状就来看病，却已经不是疾病的早期阶段了。这是为什么呢？

其实，一般来说症状与癌症分期之间是存在一定关系的。但是在子宫颈癌的早期阶段，患者可能没有明显症状，或仅有少量不规则阴道流血、阴道分泌物增多、下腹隐痛不适等，容易被忽视，待症状明显时再到院就诊，则出现已经不是早期的情况。

没有明显症状，难道就没有办法在早期发现疾病了吗？

当然有，做子宫颈癌筛查呀。

我们女性要爱护自己，定期做好子宫颈癌筛查，不能认为“没有症状就不需要做筛查”，更不能在出现了阴道流血流液、腹痛等症状时仍不去检查。

肿瘤晚期就代表没有治疗价值了吗？

肯定不是！

虽然肿瘤分期是影响患者预后最重要的因素之一，但随着医学不断发展，已经有越来越多的晚期患者可以实现长期生存和慢病化管理。然而，患者的年龄、身体的基本状况、肿瘤特性等个体差异因素，以及对治疗的不同反应也会影响治疗和预后。

总之，做好子宫颈癌的预防措施，才能远离子宫颈癌，对于已经发病的情况，做到早发现、早诊断、早治疗，可以大大提高治愈率，将肿瘤的伤害降到最低！

第二章 子宫颈癌的病因

子宫颈癌是可以预防和治愈的，关键在于早期识别与干预。持续性高危型 HPV 感染是引发癌变的主要原因。因此，接种疫苗、定期筛查以及及时治疗成为预防这类癌症的最有效手段。通过科学的防控措施，我们完全可以降低子宫颈癌的发生率，保护女性的健康。

第一节 HPV 是什么？

⊙ HPV 的学术版简介

人乳头状瘤病毒（human papillomavirus，HPV）是一种常见的、以性传播途径为主的 DNA 病毒，目前已发现 200 多种亚型，可引起多种疾病。根据其有无致癌性，HPV 可以分为两大类。

高危型 HPV：高危型 HPV 感染与多种癌症的发生发展

密切相关，包括子宫颈癌、阴道癌、外阴癌、阴茎癌、肛门癌、口腔癌等。其中最常见的高危型 HPV 亚型是 HPV16 和 HPV18，全世界 70% 的子宫颈癌的发生都与它们有关。此外，还有其他高危型 HPV 亚型，如 HPV31、HPV33、HPV35、HPV39、HPV45、HPV51、HPV52、HPV56、HPV58、HPV59、HPV66、HPV68。

低危型 HPV：低危型 HPV 感染通常不会导致癌症，但会引起生殖器疣（尖锐湿疣）。最常见的是 HPV6 和 HPV11，它们与 90% 的生殖器疣的发生相关。

需要注意的是，HPV 感染通常没有明显的症状，大多数 HPV 感染可以通过身体的免疫系统自动清除，仅有少数人因自身免疫功能低下等原因导致 HPV 感染无法清除，而呈长期持续感染状态，则可能增加上述癌症的发病风险。然而，大家也不用恐慌，从 HPV 感染发展到子宫颈癌不是一朝一夕就能完成的，它往往需要数年甚至十几年的时间。

所以，除了保持健康的生活方式和接种 HPV 疫苗以外，女性还应做好定期体检，如 HPV 检测、子宫颈液基薄层细胞学检查。子宫颈癌有望成为我们人类共同努力消除的第一个恶性肿瘤！

⊙ HPV 家族简介

HPV 家族——一个令人闻风丧胆的病毒家族，但你知道吗，HPV 这种病毒本身并不可怕，只是在某些情况下，它可能会导致一些引人注目的健康问题。这个病毒家族之所以如此臭名昭著，是因为它们和子宫颈癌有着让大家唾弃的“联姻”关系，联手危害女性的健康，破坏了无数家庭的幸福生活。

2008 年度诺贝尔生理学或医学奖获得者——德国科学家哈拉尔德·楚尔·豪森揭示了子宫颈癌与 HPV 的关系，为子宫颈癌的预防和诊治工作奠定了重要基础，也使得 HPV 成为一个备受关注的话题。目前已发现 200 多种 HPV 亚型，如上所述，一些可以引起生殖器疣，一些可能导致癌症。但需要注意的是，大多数 HPV 感染是一过性的，并不会直接导致癌症，只有致癌的高危型 HPV 持续感染才会增加相关癌症的风险，须引起重视。

性接触是 HPV 感染的主要途径，但不是唯一途径，其他途径也可能造成 HPV 感染。大多数感染者没有明显症状，部分人可能会出现与感染相关的症状，如疣或其他皮肤改变。采取安全的性行为、接种 HPV 疫苗以及定期筛查是预防和控制 HPV 感染相关疾病的最好方法。

⊙ 病毒界的顶流——HPV 的自述

亲爱的朋友们，大家好！我就是病毒界的顶流——人乳头状瘤病毒，英文名叫 HPV。在你们人类世界里，我可算是一个臭名昭著的角色，因为一想到我，大家立马会想到让人闻风丧胆的子宫颈癌。我不时会听到有女生默默感叹，明明自己生活作风清清白白，怎么就惨遭了我的毒手，最后还患上子宫颈癌了呢？

其实，大家讨厌我，可能只是还不够了解我和我的同类们。比起艾滋病毒、肝炎病毒等来说，我并不是什么特别邪恶的微生物，我只是想要在这个世界上留下自己的印记。

我们 HPV 家族算是病毒界的大家族，家族成员 200 来号，可以遍布人体各个地方，并在当地有所建树（危害），家族势力不可小觑。我们家族成员能力也各有特点，医学家们喜欢根据我们能力的不同，把我们划分为不同亚型。

有致癌性的高危型 HPV 中，HPV16 和 HPV18 是我们家族里精英中的精英，与子宫颈癌发生的关系最为密切。我们特别喜欢过早实施性行为、有多个性伴侣的女性，还有免疫力差的、爱熬夜的女性，稍不留神，我们就会乘虚而入她们的体内。当然，你们人类的肉眼不可能发现我们的存在。我们喜欢通过人体破损的皮肤、潮湿的黏膜，进入到基底细胞层扎营安家，子宫颈、口腔、肛门等处，都是我们的理想居住地。

我非常自豪地告诉大家，目前市面上没有任何一种特效药可以完全对抗我们家族中的所有精英。我们的克星其实就是你们人类与生俱来的强大的免疫力。

所以想要远离我、除掉我，建议要健康饮食，保持乐观心态，规律作息，不熬夜，并且尽早接种 HPV 疫苗和做好定期筛查。

其实我们很怕妇科医生，尤其是妇科肿瘤医生，他们总能及时通过监控发现并除掉我们。一般妇科肿瘤医生会通过两个途径对我们进行调查：

一是子宫颈液基薄层细胞学（TCT），这项检查是为了及时发现在包括 HPV 等因素的影响下，子宫颈细胞是否已经发生了一些变化；

二是 HPV 检测，这项检查主要是检测子宫颈局部是否存在 HPV 感染，主要是检测十余种高危型 HPV 亚型。一旦妇科肿瘤医生发现子宫颈在与我们家族成员来往，就会彻底检查子宫颈有没有被我们拉入歧途。换句话说，以上两项检查并不是为了发现有无 HPV 感染和治疗 HPV 感染，而是为了在茫茫人海中，筛选出子宫颈癌或癌前病变的危险人群，以做进一步的确诊检查，如阴道镜检查及活检。所以，拿到检查结果以后一定要找专业医生咨询，并按照医生建议做进一步检查或治疗或定期复查。

对于初次发现的 HPV 感染，在已经完成必要的检查并排除存在严重病变的可能以后，不用恐慌。此时主要应鼓励患者内调外养两手抓，健康生活，戒烟戒酒，适当锻炼，提高免疫力。大约半年后，强大的免疫细胞就会把我们统统干掉。

当发现我们已经给人类带来了伤害（比如癌前病变、癌变等）时，更加需要尽快寻求专业医生的帮助，采取以手术切除为主的治疗手段（比如一个小手术“子宫颈锥切术”或一个比较大的根治性子宫切除术），及时阻止我们作恶，避免更严重的伤亡。

近年来，我们家族兄弟姐妹们的生活是越来越艰难了，因为越来越多的人类接种了 HPV 疫苗，我们一身武艺无法施展，举步维艰。当然，我也因此领悟到了很多道理。我发现过去的自己做了许多不好的事情，所以，今天我想与大家分享一下防范 HPV 的方法。

首先，提高身体的免疫力是非常重要的，可以通过多吃新鲜蔬菜水果、适当运动、保持良好的睡眠质量等方式来实现。

其次，尽量确保你和你的性伴侣是彼此的唯一，并且我提倡性生活时全程使用避孕套，这可以减少感染的可能性。

最重要的是尽早接种 HPV 疫苗（9 岁就可以开始接种，15 岁以前最好）！疫苗可以在很大程度上保护人类不被 HPV 侵害。需要强调的是，疫苗只是对部分常见 HPV 亚型产生预防作用，并没有覆盖全部 HPV 亚型，对已经存在的 HPV 感染更没有治疗作用，对于一些与 HPV 感染不相关的少见类型的子宫颈癌也起不到预防作用。因此，接种疫苗后还是不能掉以轻心，仍需要定期进行子宫颈癌筛查。

此外，我想重申一个重要的观点：建议有性行为的女性从 25 岁开始就应该在妇科肿瘤医生的指导下，进行定期的子宫颈癌筛查。这样可以尽早发现异常并及时处理，确保身体健康。

最后，再让我啰嗦两句。女性朋友们，我们这种高危型 HPV 需要与子宫颈持续相伴多年，才可能一步步变化出现肿瘤！因此，希望大家都能保持健康的生活方式，接种 HPV 疫苗，并定期进行妇科检查和子宫颈癌筛查，预防子宫颈癌的发生。

第二节　HPV 感染

⊙ HPV 感染途径的学术版简介

了解 HPV 通过什么途径传播，可以帮助我们采取科学的预防措施，切断传播途径，以更好地预防 HPV 感染，保障我们的健康与安全。

HPV 感染的传播途径主要包括以下几种。

1. 直接接触传播

这是最为常见的一种感染方式。通常病毒是通过性接触，尤其是高危的阴道、肛门及口腔性交，在人体间迅速传播。

此外，人体皮肤、黏膜之间的接触也可能导致病毒传播，因此也需要特别当心。

2. 间接接触传播

这种传播方式意味着你的生活用品可能是HPV藏身之地。例如，感染者的贴身衣物、床上用品、洗浴用具等都可能存在病毒，其他人接触和使用这些物品时可能间接感染HPV。

3. 垂直接触传播

这种传播方式更多发生在母婴之间。当感染者分娩时，病毒可能通过母体的产道、子宫颈传给新生儿。这就需要孕妇时刻警惕，避免胎儿感染，一旦发现异常应及时治疗。

HPV有那么可怕吗？它的魔爪会伸向每一位女生吗？

HPV非常喜欢女孩子，女孩子的生理结构更适合HPV生存！

那么洗手消毒有用吗？酒精湿巾和洗手液的消毒效果微小，只有真正的消毒剂或高温才能让它无所遁形，即使是100℃的高温也需要30秒钟才能消灭它。

不过，我们也不用太担心。

女性感染HPV须满足两个条件：免疫力低下（比如感冒、熬夜、劳累）和病毒达到一定载量。所以，做好下面这些就能很好地防范HPV感染！

首先，提高自己的免疫力！我们要保证每天好好休息，坚持定期运动，多吃蔬菜水果。

其次，接种 HPV 疫苗是非常靠谱的防范办法！

再有，避免皮肤直接接触公共场所的座椅、毛巾、马桶、浴缸等，可以考虑使用一次性物品等隔离后再接触。同时，如果患有阴道炎等要及时就医诊治。

最后，一定要让性伴侣做好预防措施，包括保持局部卫生，做到洁身自好，并且要采取安全的性行为方式，“小气球”必不可少哦。

⊙ HPV 的自然消退与持续感染

如果发现自己感染了 HPV，我们是否应该感到担心和恐惧，认为自己随时可能患上子宫颈癌呢？

实际上，大多数 HPV 感染都是“匆匆过客”，我们可以通过自身免疫系统清除它。只有少数人感染高危型 HPV 后未能及时清除，出现持续性感染，则有可能发展为子宫颈上皮内病变，甚至子宫颈癌。但是，这个过程是相对比较漫长的，从感染 HPV 到子宫颈病变平均需要 5 年左右的时间。因此，我们有足够长的时间去及时发现并阻止子宫颈癌的发生，前提是定期进行子宫颈癌筛查和随访，并及时治疗已经出现的疾病。

目前，没有特效药物可用于治疗 HPV 感染，处理原则是“治病不治毒”。初次感染 HPV，一般医生建议规律作息、避免熬夜、适当锻炼身体等，以帮助身体提高免疫力，可以更好地清除病毒。所以体检时如果发现 HPV 感染而其他检查正常，不见得需要药物治疗，多数可以自愈。但需要强调的是，检查结果出来之后一定要咨询专业的医生，不同的结果可能意味着不同的后续检查和治疗方案。

HPV 检测的目的在于帮助我们筛选出子宫颈病变，以便得到及时治疗。如果 HPV 持续感染已经引起了子宫颈病变，则需要针对病变进行治疗，而不是治疗 HPV 感染本身。病变包括低级别鳞状上皮内病变（LSIL）和高级别鳞状上皮内病变（HSIL）。

低级别病变患者多可选择观察和定期复查，因为有 60% 的可能性会在 1 年内自行消退。

高级别病变则须引起重视，需要及时采取处理措施，如子宫颈环形电切或冷刀锥切等，否则后患无穷，更进一步发展为子宫颈癌。高级别病变局部切除术后一定要送病理检查，避免遗漏重要信息，如已有癌变组织、切缘有累及等，否则可能因此延误病情。医生会根据局部切除术后的病理结果提出适合的下一步治疗方案，并强调需严密随访。

小伙伴们，虽然大多数人感染了 HPV 都不用治疗，但我们也不能掉以轻心啊！检测 HPV 的意义在于预防子宫颈癌的发生，这可是二级预防哦！

如果你感染了高危型 HPV（特别是 HPV16 和 HPV18），

那就得提高警惕了，除了需要咨询妇科肿瘤医生，还需要进一步行阴道镜检查，必要时行活体组织病理检查（活检）等，如果活检没问题，仍要按时做好子宫颈癌筛查和随访。

另外，小伙伴们，请注意不要将 HPV 传染给家人或他人哟。HPV 主要通过性接触传播，建议使用避孕套来预防感染，并且也应该避免与他人分享个人卫生用品等。另外不要将感染者的衣物和家人的一起洗，特别是内衣裤。当然，在预防方面，我们还可以进行更深入的内部施工——建议家庭适龄成员都要进行 HPV 疫苗接种，以预防感染哦！

小伙伴们，怀孕前做一次子宫颈癌筛查是非常重要的！如果在怀孕前就能及时发现并处理问题，那么我们就可以在胎儿受到任何风险之前消除潜在危险。但是，如果孕妇在怀孕期间感染了 HPV，也不用担心过多。因为孕妇感染 HPV 通常不会对胎儿造成直接的威胁，但是在分娩过程中存在将病毒传递给新生儿的风险，所以仍然需要引起注意。

如果孕妇发现自己感染了 HPV，一定要及时咨询医生，并严格按照医生的建议处理。在分娩时，可能需要采取一些特殊措施，以减少新生儿感染的风险。当然，孕妇在日常生活中也必须保持良好的卫生习惯，避免交叉感染和病毒扩散。同时，孕妇还应该将子宫颈癌筛查的结果报告医生，及时听从医生的建议，以便及早发现任何潜在的异常变化，保证母婴的健康！

最后强调一下，我们应该正确面对 HPV 感染，保持良好心态！

“我在这家医院检查 HPV 是阳性，换家医院怎么就是阴性呢？是不是搞错了？”有些女生发现自己感染 HPV 后，显得十分焦虑，觉得自己不可能感染 HPV，短时间内到多家医院重复进行检查，其实这没有必要。因为检测 HPV 的标本来自子宫颈表面的脱落细胞及分泌物，而脱落细胞主要来自子宫颈表面的鳞状细胞。做一次 HPV 检测，需要采集足量的子宫颈脱落细胞，而子宫颈表皮鳞状上皮细胞至少需要 30 天才能再度生成足量的成熟细胞。如果取样的时间间隔较短，就可能出现有效细胞太少甚至没有的情况，结果就很容易出现假阴性（实际是有感染，但是检查结果显示没感染）。而且，从持续感染 HPV 到出现子宫颈病变通常需要几年的时间，所以太频繁检测 HPV，完全没必要。

“为什么我的 HPV 持续阳性？好心焦啊。”这是妇科门诊经常遇见的情况！曾经有位 30 岁的女性感染了 HPV16，并在当地间断进行了一些治疗，但她的 HPV 检测结果仍持续阳性。来回奔波医院多次，她向医生诉苦，HPV 感染都要让她崩溃了，吃不下、睡不着。她尝试了很多方法，也花了不少钱，但是复查 HPV 仍是阳性。

其实，我们要正确看待 HPV 阳性的结果，需要重视，但不要过于恐慌，觉得持续阳性就会导致癌变。其实，并非所有的 HPV 持续性感染都会引发疾病进展。HPV 阳性并不等于子宫颈癌，多数 HPV 感染是一过性感染，即使是持续感染的女性，其中也仅有少数会患上子宫颈癌。一味执着检查指标是否转阴，往往导致失眠焦虑，严重影响正常生活和身体的免疫力，反而降低了病毒自然清除的概率。

此外，有时候女性感染 HPV 后，阴道抵抗力太差是导致 HPV 持续或者反复感染的一个重要原因。有时可能需要配合药物治疗和改善个人卫生习惯，增强免疫力，并在医生的指导下进行严密随访。另外，普及 HPV 疫苗接种也可以有效预防 HPV 感染相关疾病。

因此，我们要做到科学认识 HPV 阳性，保持良好心态！

第三节　子宫颈癌的发生发展过程

当我们探讨子宫颈癌的发生时，需要了解这个过程通常是缓慢的，可能需要多年甚至十几年的时间。这为我们提供了足够的时间和机会来采取预防措施，阻止疾病出现，或在早期发现疾病，将大大降低子宫颈癌的发生率和提高治愈率。

子宫颈癌的主要原因是高危型 HPV 的持续感染，这也是我们常说的 HPV 相关型子宫颈癌。当然也有极少一部分类型的子宫颈癌与 HPV 感染没有明确关系，即非 HPV 相关型子宫颈癌，其发病率较低，但是往往也比较凶险，预后较差。所以没有感染 HPV 的女性也需要进行常规的子宫颈癌筛查。

HPV 是一种主要通过性接触传播的病毒，大多数感染者没有明显症状，并且我们自身的免疫系统通常能够清除病毒。然而，如果感染持续存在，则可能导致子宫颈细胞发生异常变化。

这些异常变化最初表现为子宫颈上皮内病变，既往称之为子宫颈上皮内瘤变（CIN），并分为三个级别：CIN1、CIN2 和 CIN3（包括原位癌）。CIN1 被视为低级别病变（LSIL），而 CIN3 和大部分 CIN2 则归为高级别病变（HSIL）。CIN3 是最严重的病变，虽然离子宫颈癌只有一步之遥，但并不代表已经是癌症，只是说其具有较高的风险发展为子宫颈癌，需要及时治疗。

我们可以将子宫颈癌前病变比作吃玉米的过程：当吃掉 1/3 时，病变为 CIN1；超过 1/3 但不足 2/3 时，病变为 CIN2；超过 2/3 时，病变为 CIN3。当全部吃完时，就极大可能会进一步演变成子宫颈癌了。

绝大多数的 CIN 在强大的免疫系统保护下可能自行消退，只有少数患者会一步步发展成子宫颈癌。

原位癌，虽然名称有个“癌”字，但其实属于癌前病变，指癌细胞仅存在于子宫颈表面的一层上皮组织，尚未侵入深层组织。“原位癌”这个名称，目前已不再使用，现已被“HSIL”取代。如果在这一阶段能够及时发现和治疗，疾病状态也是可逆的，不会进一步发展成恶性的浸润癌。

然而，如果 CIN3 没有得到及时治疗，这些病变的细胞可能进一步发展、突破基底膜，并扩散到周围组织和器官，形成侵袭性的癌，也就是俗称的恶性肿瘤“子宫颈癌”。这时疾病的治疗难度明显增加，而治疗相关的一系列风险和不良反应也会大大增加，对身体多项机能的影响会更为显著。

子宫颈癌的早期发现非常重要，因为早期子宫颈癌通过积极治疗多数是可以治愈的。

为了更好地发现子宫颈的异常变化和及时阻止子宫颈癌的出现，医学界建立了一个三阶梯的诊断流程：细胞学检查和 HPV 检测；阴道镜检查；活体组织学病理检查。

在第一阶梯，通过液基薄层细胞学（TCT）和 / 或 HPV 检测等方法进行初步筛查，目的在于筛选出可能存在子宫颈病变的女性。如果筛查结果异常，就需要进入第二阶梯，进行阴道镜检查。在这个过程中，医生会使用专业阴道镜设备仔细观察子宫颈表面的情况，并结合特殊染料以便更准确地判断病变的位置和严重程度。如果存在病变或者疑似病变的部位，那就需要进入第三阶段，进行活检，这是子宫颈疾病的确诊方法，到底是慢性炎症，还是低级别病变、高级别病变，亦或子宫颈癌，都得依靠病理检查做出诊断。

总之，子宫颈癌的发生通常需要数年至十余年的时间，在此期间，只要做好定期妇科检查和子宫颈癌筛查，通常可以及时发现、及时治疗，扭转乾坤。

第三章 破除对子宫颈癌的误解

第一节 年轻人不会罹患子宫颈癌吗？

年轻人也有可能患上子宫颈癌，这可不是小事哦！虽然在一般情况下子宫颈癌更常见于中老年女性，但年轻女性也存在患癌的风险。原因嘛，最主要还是和高危型 HPV 感染有关，这可是子宫颈癌的头号风险因素。

中国的流行病学调查研究发现，中国女性有两个 HPV 感染的高峰期，一个在 25 岁左右，另一个在 50 岁左右。年轻人感染 HPV 的风险较高，主要是因为年轻女性性行为频繁，感染该病毒风险相对较大。如果再加上初次性行为年龄较小、存在多个性伴侣甚至多种性伴侣、不采取安全措施等因素，那患上子宫颈癌的风险可就大大增加了。

对于任何年龄段的女性来讲，子宫颈癌的预防和筛查都是非常重要的。建议年轻人不仅要保持良好的生活习惯，比如避免高危性行为、正确使用避孕套等，还要接种 HPV 疫苗和定期进行子宫颈癌筛查等。如果出现非月经期或与性行为相关的阴道流血，出血量明显增加或减少，颜色、质地或气味异常等症状，请一定要及时就医进行检查。

但年轻人可能因未重视或工作繁忙或盲目自信等原因，常常不能定期进行子宫颈癌筛查，或忘记接种 HPV 疫苗，甚至出现了症状仍不及时就诊。这些做法具有相当大的危险性，可能导致年轻患者在确诊子宫颈癌时已是临床晚期，不仅因此丧失生育能力，甚至可能失去年轻的生命。

展开来说，年轻女性不做子宫颈癌筛查，可能有以下几种原因：

第一，年轻人普遍认为自己的健康状况良好，自认为生活规律、洁身自好，就不太容易罹患严重疾病。此外，大众也存在一些知识误区，认为子宫颈癌只会发生在中年或更年长的女性身上。其实，目前我国子宫颈癌发病年龄已呈现年轻化的趋势，这可能与初次性行为的平均年龄越来越小有关。如果 16 岁以前就开始有性行为，彼时子宫颈还未完全发育成熟，上皮细胞没有足够强的免疫力去抵御 HPV 的侵害，这些病毒就会更容易在我们脆弱的子宫颈扎根下来，呈持续性感染状态，从而可能导致子宫颈逐渐发生病变。虽然从理论上讲，感染 HPV 到发展成子宫颈癌时间间隔可以长达 10 年甚至更久。然而，这个时间间隔并不是固定的，因为每个人的身体状况、免疫系统状态、感染的 HPV 亚型等因素都会影响子宫颈癌的发生发展时间。有些人可能在感染 HPV 后几年内就发展为子宫颈癌，而有些人则可能更长时间都不会出现癌变。

第二，我们传统的文化背景也可能影响年轻人对子宫颈癌筛查的态度。子宫颈癌筛查涉及私密部位的检查、窥阴器的使用，这些都可能会引起一些羞耻感或不适感，是部分女性拒绝接受妇科检查的主要原因。

第三，忙碌的工作和生活可能让部分年轻人在一定程度上忽略了自身健康状况。学生时代的她们，忙于学习、备战研究生考试、公务员考试；进入职场的她们，忙于做任务、谈项目、写报告，加班是常态；忙完了工作、学习，还要忙社交，好不容易有点闲暇时间，她们宁愿选择在家“躺平”。我们总是习惯性优先考虑其他“必要”或“紧急”事务，将“子宫颈癌筛查”这一“非紧急任务”不断地延后，不愿意专门腾出时间去完成。

但是，健康是我们最宝贵的财富，不要等到出了问题才追悔莫及！关注和保护自己的健康，定期进行体检和筛查，是至关重要的。而且，中国政府非常重视子宫颈癌的预防和筛查工作，为大家提供了很多免费的“两癌筛查”（子宫颈癌和乳腺癌筛查）机会。

预防胜于治疗，珍惜健康，让我们每天都过得更加健康快乐！

第二节　男人的两任妻子都罹患子宫颈癌，究竟是为什么？

一次我在病房里遇到一位男性家属，发现他非常眼熟。原来多年前，他的第一任妻子罹患晚期子宫颈癌于我科治疗，后来不幸去世。而这次，他的第二任妻子又因为子宫颈癌于我科治疗。

这位男性家属备受煎熬，认为婚姻命运多舛，两位妻子都不幸罹患子宫颈癌，有人认为他的命运注定了寡居一生，更有一些前世今生、风水之说等猜测。

但这些都只是无稽之谈，究竟真相如何呢？

男性家属认为自己可能“克妻”，这真的是命运的安排吗？是天灾还是人祸？

我反复翻看了他两任妻子的病历，发现他两任妻子都有HPV16感染史。不幸的是，由于缺乏定期的子宫颈癌筛查，错过了早期发现、早期治疗的机会，直到出现阴道大量流血症状才来就诊，癌症已是晚期阶段，治疗难度大，预后不太乐观。

性接触是HPV最主要的传播途径。这位男性家属两任妻子均感染了 HPV16，他在病毒的传播中可能起到了一定作用。

研究表明，如果男性的前任伴侣罹患 HPV 相关型子宫颈癌，他的现任伴侣感染高危型 HPV 的风险会增高 3 ～ 4 倍。

在大多数情况下，男性感染 HPV 并不会产生明显症状，只有少数会导致皮肤或肛门生殖器赘生物，会增加肛门癌、阴茎癌、口咽癌等的患病风险。同时他们也可能成为病毒的携带者和传播者，增加其性伴侣感染病毒的风险。

预防男性的 HPV 感染，可以有效减少病毒的传播，对其个人及性伴侣的健康都有积极的意义。

因此，男性应该重视以下几点，以更好地预防和控制 HPV 的传播：

1. 接种 HPV 疫苗

HPV 疫苗是预防 HPV 感染相关疾病的有效手段，惠及男性和女性。通常情况下，HPV 疫苗主要是面向女性。然而，有研究表明，男性接种 HPV 疫苗也可以起到一定的保护作用，如可以降低患阴茎癌、肛门癌等的风险，同时减少传播 HPV 给伴侣的可能。

2. 定期接受健康检查

男性的无症状 HPV 感染被认为是传播病毒给女性伴侣的重要原因。因此，男性也应该定期进行相关的体检，如有异常情况，需积极接受规范治疗。

3. 注意安全性行为

正确使用避孕套可以有效降低性传播疾病的风险，包括HPV的感染。虽然避孕套并不能提供100%的保护，但仍然是一种重要的预防措施。

4. 减少性伴侣数量

性伴侣越多，感染HPV的风险就越高。减少性伴侣数量可以有效降低性传播感染的风险；保持忠诚和稳定的性关系，可以保护自己和他人的健康，促进健康的性关系。

总之，男性感染高危型HPV后可能成为传播源。为了预防HPV感染和控制HPV传播，男性也应该重视接种疫苗、定期接受健康检查、注意安全性行为，并减少性伴侣数量，保持忠诚和稳定的性关系，将有助于降低感染风险，保护自己和他人的健康。对于这位男性家属来说，他需要意识到自己很可能是HPV的携带者，应采取相应的措施，以降低相关疾病的发病风险。

第三节　子宫颈癌与私生活不检点有关吗？

在医院住院期间，大家多愿意与相邻的病友沟通交流，聊聊自己的病情、治疗方式，甚至闲聊家常等。

一位大妈忍不住感叹："我发现我们这里患子宫颈癌的都是些良家妇女呢。"

另一个大妈也委屈地说起来："就是啊，大家都看起来老老实实的，怎么就患上子宫颈癌了呢？听说是私生活混乱，才会得这个病，我实在是想不通啊，我哪里乱了嘛？"

一位年轻女患者聊到这里，忍不住伤心地哭了起来说："我老公就怀疑是我以前不洁身自好，才得了这种病，非要闹着和我离婚！"

这段对话充分展示了部分大众对子宫颈癌存在一定的偏见和误解。

事实上，子宫颈癌的发生并不能完全与个人的道德行为绑定，而是受 HPV 感染等多种因素共同影响，包括但并不限于长期使用口服避孕药、多次生育、吸烟、营养不良、免疫力低下等。

当然，多位性伴侣、不洁性行为、过早性行为等因素的确会增加高危型 HPV 持续感染的概率，从而导致子宫颈癌患病风险增加。

因此，除了接种 HPV 疫苗、定期进行子宫颈癌筛查以外，保持安全性行为、正确使用避孕套、减少性伴侣数量、维持稳定和忠诚的性关系等有助于预防和减少子宫颈癌的发生。

总之，子宫颈癌的病因比较复杂，发病与多种因素有关。尽管不安全的性行为可能会增加子宫颈癌发病的风险，但并不是唯一的致病原因。

因此，我们应该正确认识子宫颈癌，积极采取措施预防和治疗相关疾病，让自己和家人远离子宫颈癌的威胁。对于子宫颈癌患者而言，理解、支持、尊重和关爱至关重要。

第四节　为什么老年人确诊子宫颈癌时多为中晚期？

最近病房里来了一名阴道大量流血的 80 多岁的老年子宫颈癌患者。老婆婆显得忧心忡忡，说她身体一直很健康，这还是头一回住院。其实，老婆婆并不是如她说得这么健康，糖尿病、高血压等已确诊多年，只是她没当回事罢了。

她的老伴儿和儿子已在多年前去世，陪她入院的家属只有她 20 多岁的孙子。她和孙子相依为命，除了退休金她也没有其他收入来源。为了给奶奶治病，她的孙子一直都在努力工作。因此，大部分时间里，老婆婆都是一个人在病房。

病房里的医生护士经常抽空去关心老婆婆有无不适、是否需要帮助，陪她聊会儿天，积极开导她。

“老婆婆，你在生病前，有没有觉得自己哪里不舒服呢？为什么没有早点来医院看呢？”我忍不住问起老婆婆。

“我老伴儿走了很多年了，自己也这么大把岁数了，觉得不可能有什么妇科病。最近这两年，内裤上时不时有点血，也没有其他什么不舒服的地方。家里就一个没结婚的孙子，我怎么好意思给他说这些。而且他们年轻人现在工作压力大，我不想让他担心。”老婆婆无奈地告诉我。

我还是不解地问：“这几年，电视、抖音上有好多子宫颈癌的科普，你看到过没呢？”

老婆婆摇摇头说：“我年龄大了，眼睛看不清楚了，也不会用你们现在的智能手机，我用的还是老年机呢。我身体一直很好，从没有来过医院，平时有点不舒服，躺一会儿就好了。没有人带着，我连医院大门都找不到。”

听了老婆婆的话，我的心里五味杂陈。

随着 HPV 疫苗在国内上市并广泛接种，加上近年来子宫颈癌科普工作的大力推进，大众对子宫颈癌的早诊早治已有很多了解，子宫颈癌筛查覆盖人群的比例也越来越高，早期诊断、早期治疗已经成为可能。

然而，目前仍然有相当一部分患者因各种原因未能及时就医，导致疾病进展至中晚期，其中以中老年患者多见。

为什么很多老年人一旦确诊子宫颈癌就已经是中晚期了呢？可能与以下几个原因有关：

1. 错误的疾病观念：大多数老年女性认为自己已经过了生育年龄，或者没有性行为，就不会患妇科相关疾病，从而忽视了子宫颈癌预防和筛查的重要性。

2. 症状不明显：子宫颈癌的典型症状是接触性阴道流血，如同房后或妇科检查后出现阴道流血。而老年女性因性行为少，可能症状不明显，导致未能及时发现异常和及时就医；当出现自发性出血或腹痛、腰痛、消瘦等情况时，往往已是中晚期阶段。

3. 老年女性因为难为情或紧张、害怕而拒绝做妇科检查，从来不体检，或者体检发现了小问题，没有按时去复查。

4. 没有家人陪伴时，老年人独自就医存在一定困难，例如不会操作手机进行挂号、搞不清楚医院布局等，加之如果行动不便，更是增加了难度。另外，有些独居老人可能怕给子女增加麻烦，找不到合适的人倾诉身体不适的情况。

5. 中国的老人有个特点，特别喜欢“熬”。曾经走过重重困境的老一辈人，熬过滔滔岁月的艰辛。因此，他们对身体上的不适也更加能耐受，甚至可以习以为常，所以特别能熬，因为那么多磨难也就这么熬过来了。肚子隐隐作痛？来一碗热稀饭缓解一下。阴道流液了？用点醋给内裤“杀杀菌”。只要能够忍受，她们就熬着不去医院检查。只有痛得直不起腰了、大出血了、熬不住了，她们才会被家人硬拉着带到医院来看病。

很多老年女性还可能存在一个认知误区：认为自己没有性行为或者偶尔性行为，就不可能感染 HPV。但事实上，HPV 的感染途径并非只有性传播接触不洁物品、不经意的不良生活习惯等也可能导致感染。此外，有研究发现，老年女性感染高危型 HPV 后，自然转阴率低，容易出现持续性感染，引发子宫颈病变甚至进展为子宫颈癌的风险大大增加。

其实，子宫颈癌是一种病因明确、可防可控的恶性肿瘤。高危型 HPV 持续感染是引起子宫颈癌及其癌前病变的主要原因。从病毒感染到发生子宫颈癌，大概需要 10 年及以上的时间。因此，老年女性完全可以通过每 3 ～ 5 年一次的子宫颈癌筛查来及时发现子宫颈的异常情况并尽早治疗癌前病变，从而减少子宫颈癌的发生。因此对于老年女性，定期子宫颈癌筛查仍是必不可少的！

最后，作为子女等晚辈，平时也要多关心老人，多问问老人有没有什么不舒服。建议子女应定期带老人去医院体检，千万不能忽视妇科相关检查，特别是子宫颈癌筛查。如果老人出现绝经后阴道不规则流血、阴道分泌物增多、血性分泌物等情况，一定要及时就诊，以免错过最佳治疗时机。

此外，在与家中老人的沟通中，要巧妙地传递正确的疾病观念，比如“子宫颈癌是可防可控的”“早发现早治疗”，引导她们勇敢、正确地面对自己的症状和不适，能够主动、及时就医和做进一步检查。

我们衷心期盼着，所有老年人都能有一个幸福美满的晚年！

第五节　没有性行为就不会患子宫颈癌吗？

如果没有性行为，患子宫颈癌的风险确实相对较低。虽然大部分子宫颈癌与 HPV、性行为有关，但并不是说没有性行为就不会患子宫颈癌，之前就出现过没有性行为的女性也确诊了子宫颈癌的病例。

绝大多数子宫颈癌是 HPV 相关性，但也存在一小部分非 HPV 相关性子宫颈癌，其发病机制仍不明确，可能与长期炎症刺激、遗传因素、雌激素暴露、吸烟、免疫力低下等因素相关。

HPV 感染是子宫颈癌最主要的病因，而这种病毒大多通过性接触传播。但是即使没有性行为，仍有可能感染 HPV，例如在出生时，感染了该病毒的母亲可能会将病毒传给婴儿；共用毛巾、浴巾等可能接触私密部位的物品，也可能导致 HPV 传播。

另外，还存在一个普遍的认识误区。曾经有几位子宫颈癌患者描述了类似的情况：她们已经离婚或者丧偶多年，一直没有性行为，当出现阴道流血不止、腰部胀痛等症状时去医院检查，结果被确诊为子宫颈癌。这样的经历令她们难以置信，却也提醒了我们，即使没有持续的性行为，也不代表之前没有感染过 HPV，或感染的 HPV 没有被完全清除。即使近期没有性行为，数年甚至数十年前的 HPV 感染仍会引起子宫颈的癌前病变，甚至进展为子宫颈癌。因此，对于这一部分人群，定期子宫颈癌筛查仍十分必要。

虽然不安全的性行为是与子宫颈癌发生发展紧密相关的一个重要危险因素，但并不是唯一的因素。所有有过性行为的女性，无论近期是否有性行为都应该定期进行子宫颈癌筛查。

第六节　接种 HPV 疫苗后就不会患子宫颈癌了吗?

26 岁的小红告诉我，她在半年前接种了九价 HPV 疫苗，但最近被诊断出子宫颈癌，她满脸疑惑地问我：“是不是因为我接种了这个疫苗？”这或许不是个案，也可能让人难以理解，或引发一些误解，所以我们用一个简单易懂的比喻来解释。

HPV 是一个大家族，有 200 多个成员，其中 HPV16 和 HPV18 这两个“大哥”最是恶名昭彰的，他们涉及了超过 70% 的子宫颈癌案例。这个九价 HPV 疫苗就像是我们的“警察”，能够帮助我们有效预防包括这两个“大哥”在内的 9

个“坏蛋”的感染。然而，还有其余的“坏蛋”在外面逍遥法外，他们的持续感染也有可能导致子宫颈癌的发生。所以，接种 HPV 疫苗就像是增加了一道重要防线，能够抵御大部分“坏人”，大大降低子宫颈癌的发生概率，但还不能做到 100%。

再者，如果女性是在感染了高危型 HPV 以后再接种的 HPV 疫苗，那就好比有了守门的“保镖”，虽然可以防止更多的“坏蛋”进入，但对已经闯入的“坏蛋”是无能为力的。因为疫苗主要发挥预防作用，对于已经存在的 HPV 感染并无治疗效果。

研究显示，如果女性在 12 ～ 13 岁时，在有首次性行为之前就完成 HPV 疫苗的接种，就好比是在“坏蛋”还没找到你的时候就已经有了守门的“保镖”，那么感染 HPV 的风险大大降低，HPV 相关性子宫颈癌的发病率也可以减少至少 87%。如果在 16 ～ 18 岁接种，或有了首次性行为之后再接种，保护效果也会相应差一些。

由此可见，小红很可能在数年前已经感染了 HPV，但未能及时发现，而在接种 HPV 疫苗时，子宫颈已经发生了一些异常改变甚至癌变。因此，接种 HPV 疫苗后仍需进行定期的体检。

所以，所有的女性朋友们，为了自己的健康，应该在适当的年龄接种 HPV 疫苗，尤其推荐在首次性行为之前完成接种，让守门的“保镖”尽早上岗，提前布好防线，让那些HPV“坏蛋”无处藏身。

但记住，就算有了这个勇敢的“保镖”，我们也不能掉以轻心。定期的子宫颈癌筛查就像是我们的城堡巡逻队，帮助我们及时发现并对抗那些被遗漏的、潜伏在暗处的“坏蛋”。因为疫苗虽然能预防大部分的高危型HPV感染，却无法治疗已经入侵的病毒，也无法覆盖全部的高危型病毒。

所以，HPV疫苗可以让我们更安全，但并不是完完全全远离子宫颈癌的“保险箱”。接种HPV疫苗的女性仍然需要定期进行子宫颈癌筛查。

第七节　子宫颈癌治不了吗？

子宫颈癌是妇科最常见的恶性肿瘤，也是致死率最高的妇科恶性肿瘤，幸运的是，它是可防可治的！

子宫颈癌的发生发展是一个相对较长、逐渐进展的过程。在这期间，子宫颈会经历从轻到重的疾病进展，这段过程可能持续3～5年，甚至长达8～10年。这为子宫颈癌前病变的检出和治疗提供了足够的时间和机会，为阻断子宫颈癌的进程提供了可能。此外，定期的筛查还可以帮助我们及时发现子宫颈癌前病变，从而阻止子宫颈癌的发生。同时，子宫颈癌的早发现、早治疗对于提高治愈率、改善患者预后至关重要。根据中国的数据，子宫颈癌的五年生存率从2000—2004年的53.3%提高到了2010—2014年的67.6%。具体来说，中国的Ⅰ期、Ⅱ期子宫颈癌患者的五年生存率分别为87.3%、79.3%。这意味着如果能够早期发现子宫颈癌，大多数患者是有治愈的机会的。然而，如果癌症已经扩散到子宫颈以外的部位，治疗将变得更加困难，治愈率也随之大大下降。

因此，早期发现对于子宫颈癌的治疗和患者预后非常重要。这也提醒我们要时刻保持警惕，定期进行子宫颈癌筛查。只要我们能够尽早发现并采取相应的治疗措施，子宫颈癌的治愈之旅就会更加顺利。

第八节　治疗子宫颈癌必须切除子宫，无法生孩子了吗？

随着子宫颈癌筛查的普及，越来越多的女性能够在早期发现癌症并接受治疗。对于部分年轻的早期子宫颈癌患者，保留生育功能是可能的。所以，即使面对子宫颈癌，我们也不要失去信心，通过适时和适当的治疗，我们依然有机会追求幸福的生育之旅！

目前，治疗早期子宫颈癌的手术方法中有以下 2 种可以保留生育能力，如果把子宫比作一个气球，那么这 2 种手术相当于只切除了气球口部分（子宫颈），球体部分（子宫体）仍然保留，也就是孕育胎儿的子宫主体部分可以被保留下来。

第一种是子宫颈锥切术。这种手术只会切除子宫颈的一部分，患者仍然可以保留子宫，并有可能生育健康的宝宝，这是处理子宫颈癌前病变的常用手术方式。极早期的、经过严格筛选的部分子宫颈鳞癌年轻患者，在与医生充分沟通风险并进行全面评估后有可能选择这种手术方式。

第二种是根治性子宫颈切除术。这种手术会切除整个子宫颈及其周围的组织，但保留了子宫体。同样地，这一手术也属于保留生育功能的方式。然而，是否适合采用这种手术方式进行治疗，也需要妇科肿瘤医生根据患者的年龄、肿瘤类型、病变大小、病变范围及生育意愿等多方面的因素进行综合评估后决定。

简单来说，这两种保留生育功能的手术适合于不同情况的早期患者，需要经过全面检查评估，且患者和妇科肿瘤医生共同商议决定，要平衡保留生育功能和肿瘤预后的问题。

那么，治疗结束后多久可以怀孕呢？

目前多建议术后半年可以开始尝试怀孕，但需要具体情况具体分析，结合患者的术后病理结果、术后辅助治疗、术后恢复情况、肿瘤的控制情况等方面综合评估后决定。此外，需要强调的是，如果有生育需求，除了需要咨询妇科肿瘤医生，还需要咨询生殖医学的专科医生，并且怀孕后要在高危产科及妇科肿瘤专科等多学科的保驾护航下进行严密产检。而在完成生育后，也需要定期复查，必要时可能需要再次接受手术治疗等。

总之，早期子宫颈癌患者的手术治疗并不意味着就一定要切除子宫、永久性失去生育能力，而是可以根据具体病变情况选择保留生育能力的手术方式。相信自己，也相信医学，勇敢面对，及时治疗，未来也许你还是有机会收获可爱健康的宝宝，成为一位幸福的母亲！

第九节　子宫颈癌治疗后，人就马上进入了更年期吗？

子宫的功能主要是孕育宝宝和产生月经。卵巢才是女性激素的主要来源，也就是说卵巢功能决定着女性是否进入更年期或是否开始衰老。所以，对于部分年轻的早期子宫颈癌患者，治疗时只需要切除子宫，不需要切除卵巢，那么理论上对女性激素不会产生太大影响，不会导致女性提前进入更年期。

但是，部分子宫颈癌患者在治疗后确实会影响到卵巢。

其中一个原因是血供方面的影响。想象子宫和卵巢分别是两块田，血管是多个水管，有些水管是同时给两块田供水的。一旦“子宫”出现虫害，把“子宫”田地封了，同时也把给它供水的水管断了，那么，虽然“卵巢”这块田地的主要水管是不受影响的，但一些分支可能会受到影响，从而导致“卵巢”田地的供水有一些变化，收成可能会在一定程度上减少。此外，为了把虫害完全消灭，还需要在“子宫”田地周围，甚至整片区域都撒药，这可能也会影响“卵巢”的收成。

用医学语言来说，子宫颈癌治疗对卵巢的影响包括：手术中可能需要切除卵巢；后续放、化疗会导致卵巢功能受损，女性体内雌激素水平下降，继而引发更年期综合征的症状。

更年期综合征包括许多身体和心理症状，如潮热、情绪波动、失眠、头痛、乏力等。此外，雌激素缺乏还可能导致一系列健康问题，例如子宫萎缩、阴道萎缩、乳房萎缩、心血管疾病和骨质疏松等。

那么，对于这种情况，有没有办法可以处理呢？

当然有！那就是激素补充治疗。这种治疗可以缓解更年期症状，并减少与雌激素缺乏相关的其他健康问题的风险。

需要注意的是，不恰当的激素补充治疗也存在一定的风险和不良反应，例如增加乳腺癌、子宫内膜病变和心血管疾病的风险。

因此，在开始激素补充治疗之前，应该与妇科肿瘤医生充分讨论和了解治疗的利弊，以及可能的风险和预防措施。如果确实需要，应在专业医生的指导下和全面评估后进行激素补充治疗，严格遵守医嘱，并定期进行复查和监测，以确保治疗效果和减少风险隐患。

总之，子宫颈癌治疗后出现“更年期”问题，不要随便服用所谓的保健品，否则花了大钱且没有效果的同时，可能还会对自身健康有潜在不良影响。在任何时候，出现任何医学问题，去正规医院找医生才是上策。

第十节　子宫颈癌会遗传吗?

曾经有一个真实的案例：一对姐妹前后脚住进了妇科肿瘤病房，她们都患上了子宫颈癌。难道子宫颈癌会遗传?

首先，我们需要了解子宫颈癌的发生发展过程。子宫颈癌通常始于高危型 HPV 感染，持续感染高危型 HPV 可能会导致子宫颈癌前病变，最终可能演变为子宫颈癌。所以，可以确定地说，子宫颈癌并不是一种遗传病。

然而，经观察发现，患有子宫颈癌的人群中，家族其他女性成员患子宫颈癌的风险也会相应增加，这说明子宫颈癌确实存在家族聚集现象，但这可能与家庭生活环境、生活方式、体质、HPV 互相传播等多种因素有关。

一项分析 30 万女性数据的研究表明，子宫颈癌的发病风险与多个基因位点的突变有关，如 PAX8、HLA、CLPTMIL 等。这些基因被称为子宫颈癌的遗传易感基因。

如果一位女性在持续感染高危型 HPV 的基础上，本身还存在这些基因的突变，那么她患子宫颈癌的风险就会更高。

总之，虽然子宫颈癌的发病受多种因素的影响，包括 HPV 感染、生活环境和生活方式等，但遗传易感基因的突变可能在一定程度上会增加某些人患子宫颈癌的风险。

因此，如果家族里有女性患子宫颈癌等恶性肿瘤或已知存在这些基因突变，建议尽早找专业医生进行遗传咨询，以评估个人的患癌风险，以便及早采取预防和治疗措施。

第十一节 子宫颈糜烂与子宫颈癌有关系吗？带你重新认识子宫颈糜烂

一位年轻女性来到门诊就诊，她特别焦虑，原来她在外院检查时，医生告诉她有子宫颈糜烂。她担心自己会不会患上了子宫颈癌，这让她感到有点绝望。

“子宫颈糜烂”这个词，让人听了就心生恐惧，是很多女性挥之不去的梦魇。大众对它存在一些误解，也有一些女性曾被诊断为子宫颈糜烂，并接受了不必要的治疗。

事实上，子宫颈糜烂通常只是子宫颈的一种状态，而不代表是一种疾病，更不等于子宫颈癌。甚至部分子宫颈糜烂是受女性性激素的影响而引起的一种生理变化，与生活作风或个人卫生无关，和子宫颈癌也没有必然的联系。

正常的子宫颈上皮细胞有两种，分别是子宫颈柱状上皮细胞和鳞状上皮细胞。两种细胞平时待在子宫颈的不同位置，柱状上皮细胞通常在子宫颈管内，而鳞状上皮细胞覆盖在子宫颈的表面，就像相邻的两个地界，二者交界的地方，被称为子宫颈转化区。

平时我们肉眼看到的都是子宫颈鳞状上皮细胞覆盖在子宫颈口周围，外观看起来就是很光滑的。但一旦女性雌激素水平上升，比如女性在育龄期、妊娠期或口服避孕药时，柱状上皮细胞就会从子宫颈管往外移，覆盖到子宫颈表面。由于柱状上皮呈单层排列，上皮下方的血管容易显露，就好像子宫颈披上了一层薄薄的纱衣，而周围显得红艳艳的，肉眼看起来很像充血，显微镜下呈现出红色颗粒样改变。此时的子宫颈如此美艳动人，却被取名为“子宫颈糜烂”。

所以，“子宫颈糜烂”不是炎症，也不是病，既不乱，也不烂，它可能只是一种正常的生理现象。

由于“子宫颈糜烂”这个词很容易让人望文生义，引起人们恐慌，所以自2008年起，《妇产科学》教材中，“子宫颈糜烂”正式更名为“子宫颈柱状上皮异位”。

需要强调的是，“子宫颈糜烂”可能是一种生理性的变化，不需要治疗；但也可能是病理性的改变，一些子宫颈癌前病变甚至子宫颈癌可能表现为糜烂状的外观。因此，需要根据HPV检测结果、子宫颈液基细胞学结果和伴随症状等综合判断，确定是否需要治疗。如果出现白带增多、同房后阴道流血等症状，应该尽快去医院就诊。如果没有特殊不适，且HPV检测结果、子宫颈液基细胞学结果都正常，此时的“子宫颈糜烂”往往不需要特殊处理。

所以，不要盲目害怕“子宫颈糜烂”这个词，它也许只是一个正常现象！

第十二节　HPV感染＝子宫颈癌？

HPV感染是女性生殖系统最为常见的感染之一。对于许多女性来说，看到HPV检测结果是阳性时，可能会感到十分惊慌。有些女性会不由自主地陷入抑郁、恐惧和内疚的情绪之中，甚至认为自己已经无法避免罹患子宫颈癌了。

但实际上，大多数 HPV 感染只是“走马观花”。多数 HPV 感染，可以被我们自身的免疫系统在两年之内清除。而且，如果女性感染的是低危型 HPV，那就更加不用担心子宫颈癌的问题了。就算持续感染高危型 HPV，也只有极少数人会最终发展为子宫颈癌，并且往往需要漫长的时间。

所以，看到HPV检测阳性，不必恐慌和焦虑！但要重视，要遵从医生的建议完成必要的检查，并按时进行复查。此外，保持健康的生活方式，规律作息，不熬夜，适当锻炼身体，以增强自身免疫力，这样我们通常就可以战胜并彻底清除病毒。

在面对检查结果时，我们要保持理智、平静、乐观的心态，及时向妇科肿瘤医师寻求专业的帮助，一定可以阻断疾病的发展进程，预防子宫颈癌的发生！

第二篇 子宫颈癌的预防

子宫颈癌的一级预防就是对已知的子宫颈癌病因或危险因素采取有效和适宜的干预措施，是针对病因的预防措施，包括健康教育、接种HPV疫苗。

第四章 子宫颈癌的一级预防——接种疫苗和健康教育

子宫颈癌的一级预防就是对已知的子宫颈癌病因或危险因素采取有效和适宜的干预措施，是针对病因的预防措施，包括健康教育、接种 HPV 疫苗。其中，接种 HPV 疫苗是一项非常重要且有效的措施。此外，健康的生活方式也能够帮助我们远离子宫颈癌，如健康的性行为、戒烟、限酒、均衡饮食及限制接触环境致癌物等。

第一节　认识 HPV 疫苗

⊙ HPV 疫苗——女性的保护伞

人类历史上第一个能预防癌症的疫苗，先后在全球 130 多个国家和地区上市，这便是我们日常生活中经常听到的

HPV 疫苗。它的出现给女性朋友带来了福音，撑起了保护女性生殖道健康的保护伞。

目前，子宫颈癌是一种病因明确，且已有成熟的预防性疫苗和筛查方法的癌症，臭名昭著的 HPV 就是罪魁祸首。早在 2006 年，经过科学家们的不断努力，HPV 疫苗终于问世，成为人类历史上第一个预防癌症的疫苗。

接种 HPV 疫苗可预防 70% ～ 90% 的 HPV 感染，能够大大降低包括子宫颈癌在内的 HPV 感染相关疾病的发病率，在预防子宫颈癌方面起到了重要作用。除此之外，HPV 疫苗还可有效降低外阴癌、阴道癌、肛门癌等多种癌症的发病率。

⊙ 神奇的 HPV 疫苗是怎么发挥作用的呢？

其实，HPV 疫苗的工作原理很简单。HPV 疫苗注入人体后，会给我们体内的免疫系统来一场安全应急演练，让免疫系统提前认识 HPV 这种病毒，学会如何抵御这类病毒入侵，并产生保护性的抗体。一旦再次遇见 HPV，我们的免疫系统就能立即拉响防控警报，产生保护性抗体，将它消灭在萌芽状态，不给它任何喘息的机会。

有人也会担心，HPV 疫苗是不是就是 HPV 这种病毒，接种疫苗不就等于感染病毒了吗？

事实上，HPV 疫苗是一种类病毒蛋白颗粒，也就是蛋白。“类病毒”意味着它具有和真正病毒十分相似的特征，但是它不是真正意义上的病毒，因为它没有病毒最核心、最关键的部分——病毒基因组，即病毒在人体内进行复制所依赖的主要物质。

由此看出，HPV 疫苗这个蛋白，就像是身体被“掏空了”的病毒颗粒，只是外观看上去像，但本身不含有遗传物质，不具有感染性，没有能力在我们体内搞事，却可以诱导人体产生特异性抗体，针对性杀伤 HPV。因此，HPV 疫苗是十分安全的。

既然最后还是得靠我们自己的免疫力才能消灭 HPV，那为什么还要多此一举接种疫苗呢?

因为，虽然我们体内是有抵抗细菌、病毒入侵的免疫系统，但是自然感染产生的抗体水平很低，甚至没有，难以抵御病毒的进攻。

疫苗可以直接引发人体产生强烈而有效的免疫反应，产生的抗体滴度是自然感染的 40 倍以上，相当于我们的免疫系统完成了一次高强度的应急演练，随时准备着应对 HPV 的再次入侵。

2017 年发布的《中国子宫颈癌综合防控指南》中也特别强调了接种 HPV 疫苗的重要性，并将其列为子宫颈癌预防的一级措施之一。

总之，所有女性都应该有 HPV 疫苗这把“保护伞”，护卫子宫颈，免受 HPV 的毒害。

⊙ 我最适合哪种疫苗？犯选择困难症了

目前，市面上共有三种 HPV 疫苗类型，分别是二价、四价和九价疫苗。二价 HPV 疫苗和四价 HPV 疫苗分别于 2016 年 7 月和 2017 年 5 月获得国家食品药品监督管理总局（CFDA）批准，在我国内地成功上市。九价 HPV 疫苗于 2018 年在我国上市。

一般来说，二价疫苗能预防 70% 的子宫颈癌，四价疫苗则达到预防 70% 子宫颈癖、90% 尖锐湿疣的效果，而儿价疫苗则能预防 90% 的子宫颈癌及 90% 的尖锐湿疣。

不同的疫苗针对的亚型不同，这就像是一位警察在面对罪恶者时可以选择各种武器：手枪、步枪或者狙击步枪。每一件武器都有它擅长的领域，警察可以轻轻松松应对各种危险。

二价疫苗，就像是手枪一样，精良而准确。它主要是针对 HPV16 和 HPV18 这两个臭名昭著的高危型别。这两个“坏蛋”在所有引发子宫颈癌的 HPV 亚型中占比最高，因此接种二价疫苗能大大降低子宫颈癌的发生风险哦！

四价疫苗则多才多艺，就像步枪一样，能够发挥出更强的威力。除了可以预防 HPV16 或 HPV18 持续感染引起的子宫颈癌，还能抵抗 HPV6 和 HPV11 这两个低危型别引起的生殖器疣。这样一来，在预防子宫颈癌的同时，也可以降低患生殖器疣的风险，使得女性朋友们更加健康自信。

最后，九价疫苗就像是狙击步枪，将目光投向了更远的地方。它不仅有前两个疫苗的功效，还额外预防了 HPV31、HPV33、HPV45、HPV52 和 HPV58 这五个高危亚型，也就是说九价疫苗能够预防更多高危型别的 HPV 感染，并降低感染后癌变的风险。九价疫苗覆盖面更广，也是为女性的健康保驾护航的重要利器。

当然，在选择疫苗时，需要综合考虑疫苗可及性情况、自身的特点和经济情况等。

首先，要考虑的是适用年龄范围。二价、四价和九价 HPV 疫苗都是适用于 9 ～ 45 岁的女性。

其次，可以根据自己想要预防的 HPV 类型来选择疫苗。如果有 HPV 感染的危险因素，包括不洁性伴侣史、昼夜节律紊乱、吸烟酗酒等不良习惯，以及免疫力低下，那么九价疫苗更合适；如果没有 HPV 感染高危因素，则二价疫苗性价比更高。

最后，需要考虑经济情况。不同类型的疫苗有价格差异，从经济角度出发，二价疫苗的价格更实惠，性价比也更高！

需要特别强调的是，除了考虑选择何种 HPV 疫苗以外，接种时间更为重要，尽早接种效果更好，尤其推荐在首次性行为之前完成接种，最好是在 15 岁之前完成接种。女性朋友们应该在适合的时间，选择适合自己的武器，勇敢地面对未来。

总之，HPV 疫苗是预防 HPV 感染所致相关疾病的有力武器，是现代医学界取得的一项重大突破。它的问世为我们的健康保驾护航，对加速实现消除子宫颈癌的全球战略目标具有重要的意义！

第二节 HPV 疫苗真的有效吗？

作恶多端的 HPV，不停地把魔爪伸向人类，让人恨得咬牙切齿。高达 80% 的有性行为的个体会在一生中的某一时刻感染或接触过 HPV，近 95% 的子宫颈癌与 HPV 持续感染有关。因此，接种 HPV 疫苗是预防子宫颈癌的重要且有效的手段。

那接下来我们来看看 HPV 疫苗的“有效性”吧！相信这也是大家重点关注的问题。如果疫苗没有效果的话，那非但花了冤枉钱，这几针岂不是也白扎了。

HPV 疫苗在和人们正式见面之前，可是做了历时数年的准备，包括科学家们多年的研发，以及各种严格的“考试”，最终才能以闪亮的姿态出现在大家面前。

在上市前的“考试”中，HPV 疫苗成绩优异，显示有 78.59% ～ 100.00% 的保护效力。以二价疫苗举例，该疫苗能预防 HPV16 和 HPV18，同时还提供交叉保护，对其他高危型别如 HPV31、HPV33、HPV45 也有一定的预防作用。

上市之后，科学家们持续对 HPV 疫苗的效果进行监测，发现接种 HPV 疫苗后，HPV 感染大幅降低，子宫颈癌的发生率也随之降低。比如在日本，女性接种二价 HPV 疫苗后，HPV16/18 型感染降低了 95.5%。而一项瑞典的研究结果显示，在对 2006—2017 年间近 170 万名 10 ～ 30 岁的女性进行追踪后发现，与未接种者相比，至少接种 1 剂四价 HPV 疫苗的女性子宫颈癌的发病率显著降低，其中 17 ～ 30 岁接种的女性子宫颈癌发病率降低达 53%，小于 17 岁接种的女性子宫颈癌发病率降低达 88%。这些结果以惊人的数据实实在在地证实了 HPV 疫苗的有效性。

作为“考试优等生”的 HPV 疫苗，不仅能有效预防多种 HPV 型别的感染，更重要的意义在于，它能预防多种与 HPV 感染有关的恶性肿瘤，包括子宫颈癌、阴道癌、外阴癌、肛门癌，甚至口腔、喉和头颈等部位的肿瘤都对它闻风丧胆。

因此，全球多个国家已经批准女性和男性均可接种 HPV 疫苗。男性接种疫苗不仅保护自己免受 HPV 感染，还可间接减少女性感染的风险，以帮助男性和女性双方共同预防 HPV 相关的疾病和癌症。据悉，在我国，男性接种 HPV 疫苗的适应证获批指日可待。

那么，打了疫苗以后是终身有效吗？还需要补充接种吗？

关于这个问题，目前还没有准确的科学回答。因为，HPV 疫苗最早是在 2006 年上市，至今不到 20 年的时间，所以它的效果持续时长也只受到这么多年的关注。因此，HPV 疫苗是否终身有效，只有留给时间来验证。

不过，就目前数据来看，疫苗效果持续时长还是比较振奋人心的。以二价疫苗为例，其保护作用至少可以持续 11 年。注意，这个 11 年的时长，不是指 HPV 疫苗只能提供最长 11 年的保护，而是科学家目前只观察了 11 年的数据，疫苗更长时间的保护效果还在持续观察中。有报道显示，数学模型预测其保护效果可以长达 50 年。

总之，HPV 疫苗能够帮助我们预防一些威胁健康的最为常见却最凶猛的 HPV 型别，且目前经证实是长期有效的。

第三节　接种 HPV 疫苗安全吗?

关于 HPV 疫苗，人们不仅要看它有没有预防效果，还特别关注它是否安全。如果接种疫苗后，会出现一些严重后果或不舒服的症状，那么我们也需要提前了解，做好心理准备，并采取预防或处理措施。

通过多年的临床试验和大规模的上市后使用经验，我们可以放心地说，HPV 疫苗既安全又有效!

首先，HPV 疫苗本身不是病毒，是蛋白，没有病毒的功能，也不含遗传物质，这种疫苗是利用病毒上的一种特别的蛋白质外壳，来引发人体的免疫反应。因此，疫苗不会导致 HPV 感染，更不会有致癌的风险。而且，与真正的 HPV 感染相比，预防性 HPV 疫苗的免疫原性更强，能够诱导人体免疫系统产生更强烈的保护性免疫应答，抗体滴度至少是自然感染产生抗体的 40 倍。

再者，HPV 疫苗在国外已经上市 10 余年，安全性有目共睹。目前 HPV 疫苗接种已经超过数亿支，权威部门一直在长期监测疫苗的不良反应，数据显示 HPV 的安全性是让人放心的。

此外，在国内上市之前，科学家们也分阶段开展了持续数年的临床试验，试验结果显示，它具备充分的安全性，在我国接种人群中的耐受性良好。

然而，与其他疫苗类似，接种 HPV 疫苗可能引起接种部位局部或全身的反应，多数症状较轻微，仅 0.40% 的接种者发生严重接种不良反应。常见的局部反应包括接种部位疼痛、红斑、硬结和肿胀，全身反应主要有发热、乏力、头痛、眩晕、肌肉痛、关节痛和胃肠道症状（恶心、呕吐、腹痛）等。

注意，虽然疫苗安全，但是不建议以下几类人群接种 HPV 疫苗。

第一类人群，是对 HPV 疫苗的任何成分严重过敏的人。

如果以往有严重过敏反应，都应该在接种疫苗前告知医生。当然轻微症状者（如低热、感冒、流鼻涕、咳嗽），仍然可以接种疫苗，但需严密观察。

第二类特殊人群是孕妇。目前尚不推荐女性在备孕、怀孕或哺乳期间接种 HPV 疫苗。基于医学伦理考虑，在实际研究中是不可能对孕妇或产妇开展相关临床试验的，因此缺乏孕妇接种 HPV 疫苗后产生严重不良反应的直接证据。然而，有一些孕妇因为不知道自己已经怀孕而接种了 HPV 疫苗，那么这种情况对胎儿是否有影响呢？就目前已有的数据来看，怀孕期间意外接种 HPV 疫苗的女性，并未发现因此而带来不良的妊娠结局，即 HPV 疫苗并未增加流产率、胎儿畸形率等。所以，如出现这种情况也无须恐慌，只需暂停后续剂次的接种，进行常规产检即可。

第三类是长期服用免疫抑制剂或患有凝血功能障碍的人，应当咨询医生，共同商议是否适合接种 HPV 疫苗。

因此，如果不是以上特殊人群，适龄女性可以毫不犹豫地选择接种 HPV 疫苗，为自己的健康保驾护航。

第四节　HPV 疫苗的接种流程及注意事项

朋友们，即将要与 HPV 疫苗进行第一次见面了，心中是不是有点紧张、忐忑和不安呢？就像第一次约会一样。别慌，马上告诉你约会秘籍，让你轻松拿捏。

⊙ 一、了解它的基本情况，找到适合你的它

约会之前，你是不是特别想知道对方的情况，比如年龄、身高、工作，甚至血型、星座，甚至在心里偷偷地盘算你俩是否般配？

在接种 HPV 疫苗前也一样，我们需要进行咨询，了解 HPV 疫苗的基本情况，如可以预防的 HPV 型别、适合的接种年龄、疫苗价格、接种时间等。这样，才能综合判断自己适合哪种疫苗。

那么，接种前需要做子宫颈癌筛查吗？

如果平时有定期做好子宫颈癌筛查，则不需要为了接种 HPV 疫苗而专门再次筛查！

HPV 疫苗接种和子宫颈癌筛查对于预防子宫颈癌都是非常有必要的，但正如条条大路通罗马，这两者是不同的大路，没有相关性，互不影响。即便筛查结果是阳性，你依然可以接种疫苗。这是因为，有过或现有 HPV 感染的人仍然适合接种疫苗，它可以帮助我们预防其他型别 HPV 的感染，而且有预防再次感染的作用。

⊙ 二、接种地点

确立了约会对象，接下来就应该找个轻松、舒适又浪漫的约会地点。

在选择接种地点时，应该选择正规的医院、社区医院、卫生防疫机构，在专业医务人员的指导下进行接种。

⊙ 三、预约接种时间

约会的时间一定要提前敲定，给大家预留足够的时间，并且避开月经期或感冒、发烧、急性炎症时期。

可以到接种机构现场预约，也可以通过微信公众号进行线上预约。线上预约更加高效快捷、省时省力，还能够清楚地了解到各家机构疫苗是否有货，避免白跑一趟。

HPV 疫苗总共有三种类型，二价、四价和九价疫苗，有国产和进口的区别。

HPV 疫苗的适用范围均为 9 ～ 45 周岁女性，接种间隔时间略有不同，但总的来说都需要在半年内完成 3 剂次的接种。

二价疫苗接种时间为 0–1–6（即首针打完之后相隔 1 个月打第二针，第三针在距离首针 6 个月的时候接种，全部接种完需半年）。其中，对于国产二价疫苗，9 ～ 14 周岁女性也可选择 0–6，2 剂次的简便接种方式。

接种四价和九价疫苗的女性，均需在第 1 次、距离首次 2

个月后、距离首次 6 个月后各接种一剂次。

⊙ 四、接种疫苗前的个人准备

终于要去约会了，是不是有点小紧张呢？精心地打扮一番，挂着自信又喜悦的笑容赴约吧！

请记得在预约时间，前往接种地点进行接种。需要注意，接种当天穿着宽松上衣，以便露出手臂，前一晚良好休息，避免运动和剧烈活动。接种前后可正常饮食，但建议在接种前 1 天和接种后 1 周内不饮酒，因为饮酒可能影响人体的免疫应答，进而影响疫苗的效果。

⊙ 五、观察期

约会结束了，你们在一起度过了一段美好的时光。转身离开时，你是不是又在胡思乱想：我今天表现好吗？我们合适吗？朋友，别急，好事可不是一蹴而就的，多约几次，慢慢观察，你就知道他是不是真命天子了。

就像吃芒果一样，由于个体的差异性，有一部分人在吃芒果后可能会出现起疹子等不适症状。HPV 疫苗也是一样，不是所有人接种后都会出现不适，但是少部分人可能会有头痛、乏力和局部肿胀、红斑等反应，一般多是轻微的，无须特殊处理，多可自行好转。

因此，接种完疫苗后，需要等待观察 30 分钟左右才能离开。观察期的时长，应根据具体接种情况和实际需要而定。其间如果出现不适或不良反应，应及时告知就近的医护人员进行处理。

回家后，我们还需要继续关注自己有无不适症状。如果出现注射部位以外的疼痛（比如肌肉痛、关节痛、偏头痛等）、过敏反应（如全身性荨麻疹、呼吸困难等）、晕倒、体温超过 38.5℃等，请及时就医处理。

⊙ 六、注意事项

1. 接种后，出现低热、乏力等情况怎么办？

如果接种后出现乏力的情况，请一定要好好休息，一般 1 ～ 2 天就会恢复。如果出现发热症状，也不要着急，这是你的免疫系统在高速工作，如果体温在 38.0℃以下，建议多喝水并对症处理，若超过 38.5℃则建议尽快就诊。

2. 来月经了，能打 HPV 疫苗吗？

相信很多小姐姐都有这个困扰，因为我们知道“大姨妈”来访期间机体免疫力会稍稍下降。不过别担心，月经期并不是疫苗接种的禁忌。建议接种 HPV 疫苗要避开月经期，是为了防止疫苗相关不良反应与经期症状混淆，导致未能及时发现和处理疫苗带来的不良影响。

因此，如果不巧在接种前几天来了“大姨妈”也不必惊慌，及时咨询接种机构，根据具体情况综合考虑是否接种吧！但如果你痛经较严重，或伴随着其他不舒服，建议等月经期结束后再进行接种。

3.HPV 疫苗可以延迟接种吗？会不会影响效果？

大家平时工作学习生活都很繁忙，一个不留神可能就忘了接种下一剂的疫苗。其实一定范围内的延迟接种不见得会影响 HPV 疫苗的保护效果，大家不必心慌。但要注意的是，延迟接种可能会使疫苗发挥保护功能的时间相应地延迟，从而增加 HPV 感染相关疾病的风险。所以，如果打疫苗的时间延迟了，要尽快咨询专业医生并尽快完成补打疫苗哦。

总之，接种 HPV 疫苗需要认真评估个人身体情况，制订合理的接种方案，并按照医护人员指示进行接种。同时，也需要注意观察期内可能出现的不适或不良反应，并及时咨询医护人员进行相应处理。

第五节　关于 HPV 疫苗，大众关心的一些话题

⊙ 一、HPV 疫苗的保护期能持续几年呢？要不要补打？

答：这可是关系到我们女性健康的大问题啊！ 2006 年第

一支 HPV 疫苗在国外上市，至今不到 20 年，关于 HPV 疫苗的保护期，目前长期随访研究证实了 HPV 疫苗至少有长达 10 余年的保护效力！就目前来看，它的保护作用是持久的，暂时不需要补打！

当然，我们还得看时间的魔力，虽然目前尚无 HPV 疫苗有终身保护效力的直接证据，但是接种疫苗对于预防 HPV 感染及相关疾病是非常有效的，已被列入子宫颈癌的一级预防措施中。毕竟，谁不想让自己的健康保持“长青”呢？

⊙ 二、20 ～ 25 岁这个年龄阶段，是打二价好还是四价好？

答：嗯……让我想想，这就像是在面对两个超级英雄一样难以抉择啊！二价疫苗精良而准确，就像鹰眼一样快准狠，能够直接攻击宫颈癌这个“大反派”；而四价疫苗则多才多艺，就像钢铁侠的各种神奇武器，不仅能抵御子宫颈癌，还能斩断生殖器疣的烦恼。所以说，你是喜欢精准稳健型的，还是多才多艺型的，可以根据个人需求选择适合自己的哦！但不管你怎么选择，尽早接种才是王道。

⊙ 三、45 岁以上者还有没有必要打疫苗？

答：HPV 感染有两个高峰，一个是 17 ～ 24 岁，另一个是 40 ～ 44 岁，高危型 HPV 持续感染到最终发展为子宫颈癌大概需要 10 年甚至更久的时间，因此，45 岁以上的女性接种疫苗意义不太明显。45 岁以后更应该注意定期接受子宫颈癌筛查。

预防子宫颈癌，就像是一场马拉松比赛，赛到后面比的不仅是体力和速度，更是坚韧不拔的意志和永不放弃的决心。女性在 45 岁以后，虽然已经度过了感染高峰，感觉子宫颈癌发生的风险好像也降低了不少，但仍不能掉以轻心啊！就像打游戏一样，虽然经过了前几个关口，但攻城略地的行动还在继续。接种疫苗可能没那么必要，但是一定要坚持做好定期的子宫颈癌筛查，早期发现才能早期治疗，把疾病消灭在萌芽状态，让你的健康更加有保障！

这不是在危言耸听，其实很多年长的女性可能有一个认知误区，认为自己已经没有性行为了或者性行为不频繁，就不会感染 HPV。但事实上，HPV 并不仅仅通过性传播感染，还可能通过接触其他不洁物品或者因为不良的生活习惯等感染。而且，由于年长女性的激素水平降低，免疫功能也随之下降，身体免疫系统可能无法有效清除侵入的 HPV，因此 HPV 持续感染风险和相关疾病发生的可能性也会大大增加。所以，45 岁以上的女性朋友们，更要时刻关注自己的身体状况，不要放松警惕哦！

如果你是 45 岁以下的女性，不论你的性行为情况如何，接种疫苗和定期子宫颈癌筛查都是很必要的预防措施。双管齐下，才能及时掌握子宫颈状况，才能保持良好的健康状况。

这就像是一部越狱电影，年轻女性可能更加“敏捷”“机智”，能够在 HPV 的攻防战中占据上风，但并不代表年长女性就会落败了哦！即便你已经“坐拥千里江山”，还是要注意自己的身体健康，尽早接种疫苗才能更好地帮助我们防御潜在的威胁。虽然年龄增长会导致免疫力下降，但接种了疫苗，就相当于为自己的身体装上“反制器”，让 HPV 无从下手，保障了自己的安全！所以，无论年轻还是年长，都要重视自己的身体健康，不断强化身体“防线”，才能安享美好生活。

⊙ 四、已经打了一针二价，后面两针能接着打四价吗？

答：不建议，虽然都是针对 HPV 的疫苗，但二价疫苗和四价疫苗的制备工艺不同，成分也有所不同。因此，建议严格按照疫苗说明书接种，即如果已经接种了二价疫苗，后续两针应该接着打二价疫苗，而不是转为接种四价疫苗。这样才能更好地保障疫苗接种效果。

⊙ 五、几年前打完二价或四价，现在还能再打九价吗，或者还需要再打九价吗？

答：从安全性来说，可以打。如果打完四价 HPV 疫苗，需要间隔 12 个月才能打九价 HPV 疫苗。但是否能起到更好的效果目前仍不明确。因此，考虑到性价比等因素，再次接种 HPV 疫苗的必要性并不大，一般并不推荐。

⊙ 六、疫苗剂次接种间隔期间能否进行性行为？

答：性行为不会影响疫苗效果，但要记得戴上避孕套，并做好安全措施。如果你是在无性行为时接种了第一针疫苗，最好在首次性行为之前完成三剂次的接种，这样才能更好地保护自己，减少感染 HPV 的概率。

⊙ 七、打了 HPV 疫苗，是不是就万事大吉了，就可以任性了吗？

答：亲爱的小伙伴，请淡定，这个问题非常重要！关于 HPV 疫苗，大家一定要明确以下几点。

首先，HPV 疫苗只能预防特定 HPV 型别的感染，而对其他型别的 HPV 感染及其相关疾病并没有保护作用。因此，以为只要打了 HPV 疫苗就可以任性做爱而不用担心感染 HPV 及相关疾病，是非常危险的错误认知。

其次，HPV 是子宫颈最常见、最重要的病原体之一，但并不是唯一的病原体。除 HPV 感染外，还有淋病、梅毒、艾滋病等。因此，我们必须有基本的防范意识，包括减少性伴侣数量、维持稳定的性关系、使用避孕套等。

再次，虽然 HPV 疫苗可以有效预防主要的几个亚型的

HPV 感染，预防相关的子宫颈癌等，但是，还有少数子宫颈癌的发生与 HPV 感染不相关。因此，接种疫苗后，还是需要定期行子宫颈癌筛查，注意自身健康状况，一旦发现异常应及时就医。

最后，预防、预防、再预防！性伴侣过多、性关系混乱、不洁性行为、不良性卫生习惯、过早的性行为，以及缺乏基本的防范意识都可能增加感染的风险。坚守纯洁的性关系、维持稳定的性伙伴、培养良好的性卫生习惯、常规使用避孕套才是有效预防所有性传播疾病的方法，具有现实可行性，易于广泛推广。

⊙ 八、男性可以打 HPV 疫苗吗?

答：目前我国暂时没有获批男性接种 HPV 疫苗的适应证。但相关工作已在进行中，相信不久的将来，我国男女都能享受到 HPV 疫苗的保护啦！

⊙ 九、接种了疫苗后，还需要做子宫颈癌筛查吗?

答：需要筛查。无论接种二价疫苗、四价疫苗还是九价疫苗，接种疫苗后仍然需要定期筛查。已上市的所有疫苗，包括九价疫苗，并不能预防所有的高危型 HPV 感染。而且，少数子宫颈癌与 HPV 感染无关，且暂无针对性的疫苗。

从子宫颈癌预防而言，接种 HPV 疫苗属于一级预防（治未病）；而子宫颈癌筛查属于二级预防（治初病）。不能因为第一道防线效果良好（实际上还并不完美），就把第二道防线给撤了。

⊙ 十、如果既往感染过 HPV 或者曾经有过子宫颈的上皮内病变，经治疗后已痊愈了，还可以接种 HPV 疫苗吗？

答：可以接种。女性可能会反复感染 HPV，接种 HPV 疫苗可以减少后续 HPV 感染的发生和相关疾病的发生或复发。因此接种还是有好处的。

理论上，人体自然感染 HPV 后，抵抗病毒的体系是细胞免疫，主要在子宫颈局部起作用，产生的抗体（对抗病毒的物质）水平很低，不足以抵御病毒的再次进攻。而注射疫苗后会引发人体产生有效的免疫反应，产生的抗体滴度是自然感染的 40 倍以上，这样就可以更加有效地抵御病毒的再次感染。

⊙ 十一、有性行为的女性，已经感染了 HPV，但还没有出现子宫颈的病变，有没有必要接种 HPV 疫苗呢？

答：有必要接种。HPV 疫苗的最佳接种时间是在首次性行为之前完成接种。而有了性行为以后，接种疫苗也是非常必要的，就像我们在下雨时撑起一把伞可以避免淋雨，接种HPV疫苗也是为我们的生殖道健康撑起一把保护伞，可以有效保护自己的健康。

虽然HPV疫苗确实对于未开始性行为的年轻女性效果最佳，但是有性行为历史的女性也不应该掉以轻心。接种疫苗可以帮助降低感染高危型别HPV的风险（包括曾经已经感染过的HPV型别），为自己的身体增加一道厚厚的屏障，以保护健康。

对于那些已经感染了HPV的女性来说，尽管接种疫苗并不能清除已有的病毒，但对于预防后续可能出现的感染仍然有效，就像补上安全锁一样，能够防止更多的病毒入侵和再次感染。

但是，如果已感染过HPV疫苗所覆盖的亚型，那么疫苗的益处就会相对较小，但是它仍然可以帮助预防其他高危型别HPV的感染。

综上所述，无论你是否已经有性行为，接种HPV疫苗都是非常必要的。早期预防是最好的保障！

⊙ 十二、做过子宫颈锥切术，甚至子宫（次）全切术，还要不要接种疫苗？

答：要接种。

女性因子宫颈高级别上皮内病变而行子宫颈锥切术后可以接种疫苗，并且尽早接种还可以有效降低疾病复发的风险。而子宫次全切术后，女性仍保留有子宫颈，所以也建议接种。

即便子宫全切术后，没有子宫体也没有子宫颈了，疫苗也可以帮助我们预防高危型 HPV 持续感染相关的阴道癌、外阴癌、肛门癌等的发生，因此，也是可以考虑接种 HPV 疫苗的。

第六节　孕妇和哺乳期女性能否接种 HPV 疫苗？

⊙ 一、怀孕了能打疫苗吗？

想必很多准妈妈都会有这个疑问：怀孕了能不能接种疫苗呢？答案是怀孕期间是不建议接种的，但是如果不知道自己已经怀孕而意外接种了一剂 HPV 疫苗，准妈妈们也无须恐慌，暂停后续接种并接受常规产检即可。

⊙ 二、打完疫苗后多久可以备孕？

从上一个问题的答案可以看出，疫苗接种期间都可以怀孕，况且目前并没有直接证据显示 HPV 疫苗会对妊娠造成不良影响，因此不用等到疫苗接种后一年才去考虑怀孕。

⊙ 三、已生育女性还有打 HPV 疫苗的必要吗？

有必要。没有研究证明，生完孩子就不会感染 HPV 和患上子宫颈癌，因此推荐在适宜的年龄阶段接种 HPV 疫苗。

⊙ 四、HPV 疫苗会引发不孕不育吗？

目前多个国家已开展了很多关于疫苗安全的监测和研究，还没有证据表明 HPV 疫苗会影响女性的生育问题。

⊙ 五、打了第一针后，怀孕了，后面两针还能不能接着打？

后面两针先暂缓接种，等到胎儿出生并完成哺乳后再继续接种。

⊙ 六、打了第一针后，发现怀孕了，会不会对胎儿有影响？

目前没有发现 HPV 疫苗会对胎儿有不利的影响，孕妇只需暂停后续剂次接种，做好常规产检即可。

⊙ 七、女性哺乳期能打疫苗吗？

哺乳期的女性，要格外慎重考虑是否接种疫苗，虽然目前还没有相关数据，但鉴于多数药物可能伴随乳汁有所分泌，故为防止疫苗成分伴随母乳影响宝宝，暂时不推荐哺乳期妇女接种 HPV 疫苗，待完成哺乳后再接种 HPV 疫苗也不迟。

总之，保护自己和宝宝的健康才是最重要的哦！

第七节　健康生活方式预防子宫颈癌

健康生活方式可以预防子宫颈癌，也是医生们常说的一级预防。随着生活水平的上升，大家越来越重视健康的生活方式。那么，为了预防子宫颈癌，我们应该从哪些方面着手呢？

⊙ 一、积极乐观的心态

保持健康、乐观的生活态度和积极向上的人生理念是非常重要的，它可以调节我们的情绪，让身心达到平衡，稳定我们身体的内环境，发挥自身最强大的免疫力。我们要避免长期精神压力，及时调整，必要时勇敢远离让我们有巨大压力的生活、工作环境。

⊙ 二、适当的身体锻炼

缺乏身体锻炼（如久坐不动）会严重影响健康。一般来说，动就比不动好，动得多一点比动得少一点好。因此，我们要安全、适度、坚持不懈地“动起来”，做一些自己力所能及的、喜爱的、能够调理身心的活动，最好每周坚持进行累计 2.5 ～ 5 小时中等强度身体活动（如快走、跳舞、骑车），或 75 ～ 150 分钟高强度身体活动（如跑步、快速骑行），或等量的中等强度和高强度有氧运动组合。64 岁以上老年人如不能坚持这么久，也要尽可能规律地进行各种力所能及的身体活动。

那么，可以 1 天之内把 1 周的活动量都做完，剩下 6 天都在家躺着吗？

不可以。运动重在规律，规律是最重要的。所以，如果身体允许的情况下，我们尽可能每天都要动一动哦！

刚开始如果做不到每周锻炼，我们可以从日常活动入手，比如选择骑车、走路等通勤方式。

⊙ 三、保持健康生活行为

我们要采取健康生活方式，保持良好的个人卫生习惯，避免吸毒、吸烟及酗酒等不良行为。此外，健康的性行为也是很重要的一环。我们要多保护自己，避免过早性行为、注意性行为卫生、减少高危性行为、使用避孕套等方法，都可以降低子宫颈癌的风险。男性也要注意自己的性健康，如果存在包皮过长等问题，应及时到医院就诊。

⊙ 四、均衡饮食

日常生活中，要注意营养均衡，多吃新鲜的蔬菜、水果、全谷类食品，少吃高脂肪、高热量及过度烹饪的食物。

总之，保持健康的生活方式，可以提高我们人体的免疫力，从而远离 HPV 的骚扰，远离包括子宫颈癌在内的多种疾病的危害。

第五章 子宫颈癌的二级预防——筛查和癌前病变处理

当我们谈论子宫颈癌时，往往会想到一个非常关键的词：预防。在发展成为癌之前，子宫颈病变会有一个较长时间的逐渐发生发展的过程，短则 3 ～ 5 年，长则 8 ～ 10 年，而癌前病变通常是可以治愈的。因此，子宫颈癌是可防、可治的！

在咨询妇科肿瘤医生后，应定期进行子宫颈癌筛查。如果筛查结果显示有一点小问题，不要大意或者嫌麻烦不去进一步处理，否则会“一失足成千古恨”，小问题变成大问题，癌前病变进展成子宫颈癌，那就悔不当初了。

现今医学技术发达，针对子宫颈癌的治疗方案已形成规范，所以已经确诊子宫颈高级别上皮内病变甚至子宫颈癌的女性朋友们，我们不要失去信心！我们的康复之路充满了希望。

我们应该知道，在面对子宫颈癌时，及时、积极、有效的治疗措施是十分必要的。所以，千万不要轻视自己的病情，要及时寻求正规医院妇科肿瘤医生的建议和帮助，制订出适合个人的治疗方案。

虽然治疗需要时间和精力，但一定要坚持下去。相信我们每个人都渴望有一个健康的身体，所以，即使在治疗过程中出现一些不良反应，也要坚定信心，坚持完成治疗方案。经历风雨，才能看见彩虹。

让我们一起加油，改变不良的生活方式，注重健康饮食，养成健康生活习惯，并且定期进行子宫颈癌的筛查，为自己的身体打造一个坚实的保护屏障。

第一节　体检与子宫颈癌筛查

年年体检，为什么没查出子宫颈癌呢？

“隔壁刘阿姨昨天检查出来是子宫颈癌晚期了！”

“怎么会呢，她不是上半年才体检过吗？没听说哪里有毛病呢。莫不是做了一个假体检？”

相信大家在生活中都听过这样的事，有的人年年都做体检，却突然被确诊癌症，甚至是癌症晚期。我们不禁要问：到底是癌症来得太快，还是体检根本不管用？这到底是怎么回事？

其实呢，大多数人对体检有一个误区，认为常规体检就是防癌体检，但实际上两者有本质的区别。

平时我们所说的常规体检项目通常包括血压、脉搏、呼吸、血常规、肝肾功能、心电图、胸片等，乍一看项目挺多的，覆盖面挺广的，虽然它能帮助我们了解身体整体的基本情况，发现一些基础疾病，比如高血压、高血脂、高血糖、肝功能异常等，但对癌症的筛查针对性却不强。

大部分癌症，尤其是早期癌症，多起病隐匿，症状不明显，上述常规体检往往无法发现端倪。

以子宫颈癌为例，早期它没有什么特殊的症状，只做单纯的常规体检很难发现它，需要做专科体检才可能及时发现异常，包括妇科检查、HPV 检测、子宫颈液基薄层细胞学检查。随着疾病的进展，患者才可能出现阴道接触性流血或不规则流血、阴道流液等症状，但这些现象也可能被误认为是月经不调、性行为不和谐等，患者不想把这份隐私告诉他人，羞于启齿，随便买点药就忍过去了，结果等到出血量过大，才去医院就诊，确诊时已经错过最佳治疗时机了。

再者，部分女性传统保守，加之认识局限，对于子宫颈癌筛查的必要性认识不足，认为自己平时生活中讲究卫生，洁身自好，甚至很少有性行为，就不可能患上所谓的妇科疾病。还有一些女性年轻独立且盲目自信，认为自己的身体自己最熟悉，肿瘤离自己很远，不愿专门抽出时间前往检查。另外有一部分女性则对于妇科检查感到担心和害怕，听说妇科检查要扩开阴道，会很痛，也觉得很不好意思，不愿意主动去经历这样的检查过程。

正是因为有了这些不正确的想法，有些女性朋友们才会如此不重视或抵触妇科检查，不承想这样却是把潜在的风险助长成了更大的隐患，给自己的健康甚至生命带来巨大威胁。

人民健康是民族昌盛和国家强盛的重要标志，也是广大人民群众的共同追求。随着国家不断地提倡全民关注健康，人民群众的健康意识不断增强，体检意识也不断提高，越来越多的人会定期主动进行体检，但选择的体检项目和体检机构不同，结果可能有天壤之别。建议优先选择在当地大型三甲肿瘤专科医院或三甲医院进行体检，并且根据年龄规划长期的、高质量的体检。每年除了进行血尿便常规、肝肾功能、血脂、心电图、彩超等基础套餐的体检以外，还应有不同的侧重点，对 1 ～ 2 个系统展开重点筛查，如今年重点关注妇科肿瘤体检（妇科检查、子宫颈癌筛查、妇科肿瘤标记物等），明年侧重肺癌、乳腺癌的筛查（胸 CT、乳腺钼靶摄影、彩超等），后年侧重消化系统体检（胃镜、肠镜等）。

还有一些人，体检后对检查结果不重视，没有按照要求及时进行下一步的详细检查或治疗，造成病情延误。

毋庸置疑，早发现、早诊断、早治疗是战胜疾病的关键。

目前，子宫颈癌依然面临筛查难度大、受众不积极的问题。

因此，我们呼吁女性朋友们认真选择适合自己的体检项目，定期进行子宫颈癌筛查，科学面对妇科检查过程，以早期发现子宫颈有无病变。衷心希望我们每一位女性都能远离子宫颈癌，能够健康自信地生活，享受美好的人生。

第二节　子宫颈癌的筛查方式之 HPV 检测

既然普通体检对子宫颈癌不管用，那到底该怎么查？

其实我们早已有两大利器：HPV 检测和子宫颈液基薄层细胞学检查（简称 TCT），只要完美应用，就能在子宫颈癌的爪牙蠢蠢欲动之前，让它无所遁形。有了 HPV 检测和 TCT，谁还能在我们子宫颈的地盘上捣乱呢？

接下来，我们来细细聊聊 HPV 检测。

之前我们提到，导致子宫颈癌的罪魁祸首就是高危型 HPV。HPV 是一个大帮派，目前有 200 多个帮派分子（型别）。它有两派主要势力，一派是以 HPV6、HPV11 型为首的“致疣派”，它们基本不致癌，但是会导致 90% 的生殖器疣；一派是以 HPV16、HPV18 型为首的“致癌派”，成员有 14 个，顾名思义，就是引发癌症的高危分子（高危型 HPV）。值得庆幸的是，我们可以通过接种疫苗来预防。

那么，是不是接种了疫苗就一劳永逸了呢？当然不是！

虽然打了疫苗，但每个人的身体状况不一样，保护效果也可能因人而异，所以打了疫苗还是要定期进行 HPV 检测，不给病毒任何喘息的机会。所以，HPV 检测，就是检测人体是否携带 HPV，并且可以一次性检测出所有高危型 HPV。

那 HPV 检测是怎么做的呢？会不会很痛呢？

目前，HPV 检测需要专业的妇科医生才能完成，但相信在不久的将来，HPV 自取样检测技术会很快普及。现在还是建议到妇科门诊就诊，与医生说明自己的来意。在做妇科检查时，医生会根据具体情况选择用不同型号的窥阴器来帮助就诊女性轻柔地扩开阴道，检查阴道黏膜、宫颈表面等有无明显异常，用棉签擦拭宫颈表面分泌物后，再使用无菌的标本刷在女性子宫颈管内顺时针旋转后短暂停留，几秒后取出标本刷放置于固定液中送去检查。这个过程，类似于取白带。整个检查过程其实不会有明显的不适感。

但要谨记检查前的注意事项：避开月经期；检查前 24 小时内不要有性行为；检查前 3 天内避免阴道冲洗或阴道用药。这样做出来的检查结果才更有说明意义。

HPV 检测结果是阳性怎么办？阴性怎么办？

当我们用颤抖的手打开检测报告时，会有两种结果摆在我们面前：阳性或者阴性。

HPV 检测结果是阳性，表示这次检查到宫颈存在 HPV 感染。那是不是就说明得了子宫颈癌或者癌前病变呢？

大家不要慌张，这当然不是！

HPV 可以通过性行为、密切接触等途径感染。每位女性一生中十之七八有过 HPV 感染，不过对于多数人而言，如果身体免疫力正常，病毒十之八九会在 1 ～ 2 年内被自身清除掉，子宫颈就像患了一次“感冒”。“感冒”（感染）期间，HPV 检测时就会查到病毒。最后，怎样确定这是子宫颈“感冒”，还是子宫颈癌 / 癌前病变呢？我们还需要另一位朋友——TCT 的辅助，让它帮忙看看子宫颈细胞到底有没有变异。

如果 HPV 检测结果是阴性，只是说明子宫颈处未检测到病毒，并不能表示子宫颈一定没有病变。因为，有极少的子宫颈癌不是 HPV 感染造成的。此外，如果病毒载量比较少，未达到检测阈值，HPV 检测也可能是阴性。

因此，HPV 检测结果是阳性，不要惊慌；HPV 检测结果是阴性，也不要大意。建议结合妇科检查情况及 TCT 结果，全面了解子宫颈的情况。如果细胞是正常的，那么就听医生的话，定期复诊。如果细胞变异了，那么就需要行阴道镜等进一步检查，以确诊有无子宫颈癌或者癌前病变。

第三节 子宫颈癌的筛查方式之 TCT 检查

上节我们说了单靠 HPV 检测，还不足以完全识别子宫颈癌。既然凶手如此狡猾，我们怎能坐以待毙！工欲善其事，必先利其器，我们另一位朋友——TCT 检查可不是吃素的，此招一出，谁与争锋？下面我们好好来介绍一下它。

TCT 检查，就是子宫颈液基薄层细胞学检查，可以帮助我们检测子宫颈的细胞是否正常。HPV 检测的敏感性较高，而 TCT 则是特异性较高。除此之外，它还可以发现微生物感染，比如梅毒、滴虫、病毒等。

那 TCT 检查是怎么做的呢？

TCT 检查也需要由妇科医生完成。医生会用一个很软的小刷子，在子宫颈刷取脱落细胞，随后将其放到标本保存液中，最后送到病理科进行检查，一般 1 ～ 3 个工作日就会出结果了。整个过程也不会有明显的不适感，即便出现少量流血也不用担心，这属于常见现象。一般 TCT 检查和 HPV 检测可以同时进行，这样女性朋友做一次妇科检查，就可以完成子宫颈癌的筛查了。

TCT 检查注意事项，同上述 HPV 检测的注意事项。

第四节　筛查方案怎么选?

现在大家都知道了子宫颈癌筛查主要有 HPV 检测和细胞学检查两种方法。但多大年龄开始筛查?是不是每次筛查都要做这两项检查呢?想必大家还有很多疑问，接下来我们继续聊。

⊙ 一、筛查开始年龄

目前我国专家建议，有性生活者从 25 岁开始进行子宫颈癌筛查。因为 25 岁以下女性感染 HPV 多为一过性感染，就是类似子宫颈“感冒”了一样，较少发展为子宫颈癌。

但是，如果 25 岁以下女性涉及以下这些高危因素，如有过多个性伴侣、过早开始性行为、吸烟等，那么发生子宫颈癌的风险会增高。因此，建议这一人群从性行为开始后 1 年内进行筛查，并在医生的指导下，适当缩短筛查间隔。

⊙ 二、25 ～ 64 岁女性的筛查方案

建议 25 ～ 64 岁女性采用以下任何一种方案（三选一）:

（1）每 5 年 1 次 HPV 单独检测;

（2）每 5 年 1 次，HPV 检测＋细胞学检查联合筛查;

（3）每 3 年 1 次细胞学检查。

值得注意的是，如果女性免疫功能低下（如接受过器官移植，或患有 HIV、红斑狼疮等自身免疫性疾病的患者），出生前有过己烯雌酚（人工合成的雌激素）接触史，既往因子宫颈上皮内高级别病变接受过局部治疗，应在医生的指导下，适当缩短筛查间隔。

⊙ 三、65 岁以上女性的筛查方案

65 岁以上的女性朋友们，如果既往在医生指导下进行了充分的筛查（包括过去 10 年内连续 2 次 HPV 检测阴性，或连续 2 次联合检测阴性，或连续 3 次细胞学检查阴性，且最近 1 次筛查在 5 年内），并且没有 CIN、HPV 持续感染，没有 HPV 相关疾病治疗史等，可以终止子宫颈癌筛查。

如果过去 10 年没有足够的阴性筛查记录，或从未进行子宫颈癌筛查，或有一些临床症状，都需要继续筛查。

⊙ 四、特殊人群的筛查

1. 妊娠期女性的筛查

妊娠期能进行子宫颈癌筛查吗？答案是肯定的。妊娠期进行筛查的目的是排除子宫颈癌，同时筛查也是安全的，不会对母亲和胎儿健康构成威胁。所以从未接受过子宫颈癌筛查的女性，或是未进行规范子宫颈癌筛查的女性，抑或刚好需要再次子宫颈癌筛查的女性，建议在孕前检查或者第一次

产前检查时进行子宫颈癌筛查，具体采用单独细胞学检查或细胞学＋HPV 联合筛查。

2. 子宫切除术后女性的筛查

因子宫颈癌前病变行全子宫切除术的女性，每年可以进行联合筛查，若联合筛查 3 次均为阴性，延长至每 3 年一次，持续 25 年。

3. 免疫功能低下人群的筛查

HIV 患者、实体器官移植者、异体造血干细胞移植者和患有自身免疫性疾病（如系统性红斑狼疮、干燥综合征、炎症性肠病等）者，因长期服用免疫抑制剂，免疫功能受到抑制，所以这类人群发生 HPV 感染、子宫颈癌及癌前病变的风险更高。所以，有性行为的免疫功能低下的女性，应尽早进行筛查，筛查策略遵循 HIV 感染人群。

特别要注意的是，即便我们接种了 HPV 疫苗，也应该按照方案，定期到正规医院进行子宫颈癌筛查。千万不能掉以轻心，幻想一劳永逸。如有任何疑问，请及时咨询妇科或妇科肿瘤医生，不可麻痹大意。

第五节　筛查结果异常的处理

定期完成了筛查，接下来就是等待检查结果了。不同的结果，显然就有不同的处理方法。

⊙ HPV 检测结果异常怎么办?

HPV 检测是子宫颈癌的一种初筛手段，一是检测子宫颈有无感染 HPV（称为定量检测），二是检测感染的 HPV 的具体分型（称为分型检测）。简而言之，HPV 检测可以回答“有没有 HPV”“如果有，是哪些类型”的问题。

HPV 检测阳性，只能提示子宫颈有病毒，但不等于患有子宫颈癌或者癌前病变。HPV 检测阴性也不等于未患有子宫颈癌或者癌前病变，还需要结合妇科检查及 TCT 结果综合分析。也就是说，无论 HPV 结果是阴性还是阳性，都要咨询妇科肿瘤医生，看是否需要进一步检查。

⊙ TCT 检查结果异常怎么办?

砖瓦房是一块块好砖垒好的，同理，子宫颈也是由一个个正常细胞组成的。细胞学检查，简而言之，就是观察子宫颈细胞外观、数量有没有改变。如果细胞出现异常，会根据异常的不同程度呈现出相应的检查结果，下面来简单介绍一下。

1. 变了，又没完全变坏的 ASC

如果子宫颈细胞不太正常，可也不像癌前病变，这一类就叫 ASC（非典型鳞状细胞）。ASC 是一个坏蛋集中营，内部有两大派系：ASC-US 和 ASC-H，虽然 ASC-US 派系实力更为强劲，占据 ASC 人手的 90%，但是 ASC-H 与癌前病变或癌变的关系却要更紧密一点。

ASC-US 虽然人多势众，但是该派系入门门槛极低，只要细胞出现了异常，但又不能明确诊断其异常性质的，都被归入该派系，学术界称其为无明确诊断意义的非典型鳞状上皮细胞。

ASC-US 为什么会出现呢？那就要从子宫颈细胞的改变说起了，就像人在一生中，从婴儿到成人，再到老人，人的外貌、身体状态等都是在改变的。每一个细胞也会经历这种正常的改变。但是由于意外、疾病等，人体可能会出现异常的改变，比如长痘痘、留下瘢痕等。同样，病毒等也可能导致子宫颈细胞的异常改变。如果幸运的话，细胞只是患了场“感冒”，比如炎症，过段时间就会恢复如初，继续乖乖做个正常的细胞；但如果运气不好，有的细胞偏偏想走歪门邪道，那它的“人生”轨迹也许就截然不同了，可能会变成一个十恶不赦的癌细胞。

就像人皮肤长痘，我们肉眼只能看出来痘痘出现了，大概有多少数量，但是不知道原因，可能是吃火锅上火、青春期激素改变等。细胞学检查同理，只能看出来子宫颈细胞外观、数量不太一样，但是不能确定发生改变的原因是高危型 HPV 感染、癌前病变、癌变、炎症、萎缩，还是宫内节育器

（IUD）相关，这时候，这些异常细胞就被定义为 ASC–US。很多原因常导致 ASC–US 诊断不明。

所以，如果检查报告上显示是 ASC–US，请不要慌张，其中绝大部分女性是没有癌变或者癌前病变的。

若出现上述情况，首先建议做 HPV 检测，医生会根据您的情况，指导您定期复查，或者马上行阴道镜检查，以明确诊断。

ASC–H 就不一样，它不仅意味着细胞异常，还倾向于高度病变，也就是说接近癌前病变或癌变，学术界称其为非典型鳞状上皮细胞，不排除高度鳞状上皮内病变的可能。既然 ASC–H 一心向“癌”，我们就千万不要放过它，一定要在医生指导下尽快行阴道镜检查，必要时活检，尽快确诊才能尽快开始相应的治疗，阻止它进一步发展黑暗势力。

2. 变坏了，但是还能回头是岸的 SIL

SIL 中文名叫“鳞状上皮内病变”，也就是我们常说的“子宫颈病变”，根据病变程度，将其分为低级别、高级别两种。

子宫颈低级别鳞状上皮内病变的英文名简称是 LSIL，这是良性的，不是癌前病变。LSIL 患者中约 60% 会自然消退，20% ～ 30% 可以维持在原有的病变状态，仅少部分人可进展为子宫颈高级别上皮内病变。所以，医生通常建议我们继续随访观察。如果病变持续 2 年仍未消退，建议进行治疗。

子宫颈高级别上皮内病变的英文名简称是 HSIL，属于癌前病变，目前还不是癌，但极有可能继续进展成为子宫颈癌。

所以，HSIL 需要治疗，否则后患无穷。我们绝对不能姑息，需要立即咨询妇科肿瘤医生，根据具体情况选择适宜的处理方式，通常建议选择子宫颈锥切术，在治疗性切除的同时还可进一步排查子宫颈是否存在更严重病变。

此外，TCT 报告也可能会出现一些其他结果，如非典型腺细胞、腺癌、鳞癌等。如果子宫颈管腺上皮细胞发生了一些变化，极有可能是癌前病变，并可能发展为腺癌。此时患者需要尽快咨询妇科肿瘤医生并完成进一步检查，且需严密随访。但不管子宫颈细胞学检查结果如何，都需要进行活检以明确诊断。一旦确诊，应尽早开始规范治疗。

⊙ 筛查发现细胞变坏怎么办？

当 TCT 或 / 和 HPV 检测结果异常时，患者可能需要接受阴道镜检查，如 HPV16 阳性、HPV18 阳性、其他高危型 HPV 阳性且 TCT 提示 ASC-US。阴道镜就像专业摄影师的长焦镜头，可以把阴道、子宫颈的画面放大数倍，这样就可以更加清晰地观察到子宫颈的颜色、血管、上皮情况，再结合两种染色试验（醋白试验和碘试验），判断子宫颈可能存在异常的位置，实现精准定位，以便进行活检。这就好像我们发现一个人有点像通缉令上的坏人，但又不能完全确定，那怎么办呢？当然是立即报告警察，让警察去验证一下身份，真相自然水落石出了。在醋白试验或碘试验下，发现子宫颈的某个区域有点异常情况，随后取这个区域的样品去做病理检查，确定是什么问题，这就是阴道镜下取活检。阴道镜下取活检是确诊子宫颈癌前病变和子宫颈癌的主要方法，可以明确子宫颈到底有没有问题，以便医生进行下一步诊疗。

子宫颈癌是发病率最高的妇科恶性肿瘤，严重威胁女性健康安全，系统性筛查是预防和降低子宫颈癌的重要手段。HPV 检测、TCT 检查结果异常还需要借助阴道镜检查，更直观地观察子宫颈可疑区域，并进行定位活检，获得“金标准”病理检查结果，从而指导我们走向正确的治疗之路。

第六节　子宫颈癌前病变

如果按人均寿命 74 岁来算，人这一辈子患恶性肿瘤的概率是 22%。

突然被确诊为癌症时，许多人不禁要问：癌症怎么说有就有了呢？为啥以前没察觉呢？

其实，多数癌症的发展是一个缓慢的过程，在这个过程当中，癌细胞会不断增殖扩大，侵犯正常细胞的领地，掠夺正常细胞的养分。在这个厮杀过程中，身体会给我们预警，只是很多人忽略了。

就拿子宫颈癌来说，它不是一下子从无到有的，而是子宫颈上皮细胞在高危型 HPV 持续感染后，发生子宫颈高级别上皮内病变（子宫颈癌前病变），进而发展为癌，这个时间可长达 10 年或更长时间。

因此，如果我们能早期发现子宫颈癌前病变，并及时干预制止，就可以避免子宫颈癌的发生。

子宫颈癌来临之前的警告——癌前病变。

什么是癌前病变呢？癌前病变是癌症发生前的预警信号，既可能向着癌症的方向发展，也可能会好转，甚至恢复到正常状态。如果能在癌前病变阶段，及时阻止病变恶化，那么很大限度上就能避免癌症的发生。

子宫颈癌前病变预示着患者一定会患上子宫颈癌吗？其实不然，虽然子宫颈癌前病变与子宫颈癌密切相关，但是从子宫颈癌前病变发展为子宫颈癌需要一定的时间，这段潜伏期一般是几年，甚至更长时间。就如同一个表皮坏掉的水果，如果想发展到内核烂掉是需要一定时间的。

那什么是子宫颈癌前病变呢？子宫颈上皮细胞，在各种因素的作用下发生异常变化，形成子宫颈上皮内病变，又分为低级别上皮内病变和高级别上皮内病变，其中高级别上皮内病变即癌前病变，它通常是一个持续发生发展的过程，级别越高越容易癌变，级别越低预后会越好。不管发展至哪个级别都可能恢复正常，只要我们能够及时发现。

因此，我们需要高度重视子宫颈上皮内病变的诊断和治疗，及时采取措施，以避免其进一步发展为子宫颈癌。

虽然子宫颈癌前病变不是癌，但千万不能忽视它！

既然大家已经知道了子宫颈癌前病变不等于子宫颈癌，是不是一下子松了口气？此时，我们不能放松警惕，子宫颈癌前病变虽然不是癌，但千万不能忽视它！如果在这个阶段我们不重视，没有及时采取积极有效的方式阻断病变进展，癌前病变最终就可能会演变成子宫颈癌。

子宫颈癌前病变该怎么管理和规范治疗呢？

第一种情况是子宫颈低级别鳞状上皮内病变（LSIL）。

LSIL 多为 HPV 一过性感染引起，自愈率较高，发展为癌的概率低，因此绝大多数不需要进行治疗，注意严密随诊观察即可。但是，如果存在高危型 HPV 持续感染，就会增加进展风险。因此，我们需要特别注意监测 HPV 感染情况，特别是有应用免疫抑制剂、吸烟等高危险因素的女性。

第二种情况是子宫颈高级别鳞状上皮内病变（HSIL）。

高级别病变发展成子宫颈癌的概率更大，所以处理上要相对积极一些。通常会做一个子宫颈锥切术，根据手术后的病理诊断再决定后续的治疗方案。

子宫颈锥切术有两种：子宫颈冷刀锥切术（CKC）、子宫颈环形电切术（LEEP）。二者疗效相当，医生会根据患者年龄、子宫颈长度、病变范围等选择适合个人的术式。

如果害怕手术，也可以考虑物理治疗。但需要请专业的医生进行慎重的评估，因为部分女性已经不适合进行该治疗方式，比如患者病灶超过子宫颈表面积的75%，逐渐向颈管延伸，或患有腺上皮病变，既往有过HSIL治疗史正处于妊娠期及急性炎症期等。常见的物理治疗包括消融治疗、冷冻治疗、激光治疗等。但采取物理治疗需慎重，因为这样的治疗方式无法获取组织学标本，不能进行病理学评估。

还有一些治疗方式，包括局部用药、治疗性疫苗和其他生物制剂，对于组织病理学诊断HSIL的治疗效果不确切，目前仅用于科学研究领域。所以大家千万不要听信网络谣言，购买所谓的“神药”，以免骗财又伤身。

锥切术后的门诊定期复查和随访也是非常重要的。手术虽然可以明确病变的级别和深度，切除病变的组织，避免细胞进一步变坏或范围进一步增大，但术后仍有可能出现高危型HPV持续阳性，或者再感染高危型HPV，所以仍然需要定期进行HPV检测和TCT检查。

此外，HSIL局部治疗后的女性，应尽快接种预防性HPV疫苗，这可显著降低治疗后病变的持续率/复发率。因此，推荐适龄、无禁忌证、因子宫颈HSIL接受治疗后的女性接种预防性HPV疫苗，以降低其复发的风险。

总之，子宫颈癌前病变的管理是一项复杂且需要专业妇科肿瘤医生参与的工作，患者需要在医生的指导下进行严密监测、治疗和随访，并积极采取措施预防子宫颈癌的发生。

第三篇

子宫颈癌的治疗

子宫颈癌的治疗手段主要包括手术、放射治疗（简称放疗）、系统性治疗［包括化学治疗（简称化疗）、免疫治疗和靶向治疗］。

第六章　综合治疗

第一节　子宫颈癌的综合治疗原则

子宫颈癌的治疗手段主要包括手术、放射治疗（简称放疗）、系统性治疗[包括化学治疗（简称化疗）、免疫治疗和靶向治疗]。近年来，抗血管生成靶向治疗及免疫检查点抑制剂的进展为子宫颈癌（尤其是复发性/转移性子宫颈癌）的治疗提供了新的选择。

一般来说，早期子宫颈癌以手术治疗为主，中晚期子宫颈癌以放疗、化疗等为主。其中，ⅠA～ⅠB2期及ⅡA1期首选手术治疗；局部晚期子宫颈癌（ⅠB3期和ⅡA2期）首选同步放化疗；ⅡB～ⅣA期，也建议首选同步放化疗；ⅣB期一般以系统性治疗为主，部分患者可联合个体化放疗。

⊙ 一、手术治疗

早期子宫颈癌患者（ⅠA～ⅠB2期及ⅡA1期）可选择手术治

疗，然后根据术后病理诊断结果来决定是否需要术后辅助治疗；也可以选择直接行根治性同步放化疗。早期子宫颈癌的手术与根治性放化疗的疗效相当。由于放疗可能导致相关并发症，对于未绝经患者，特别是年龄小于45岁且无手术禁忌证的患者，建议选择手术治疗。另外，对于有保留生育要求的患者，经过严格评估和筛选，部分患者可选择保留生育功能的手术方式。

⊙ 二、放射治疗

对于局部晚期子宫颈癌（ⅠB3期和ⅡA2期）及ⅡB～ⅣA期子宫颈癌患者，建议首选同步放化疗。ⅣB期子宫颈癌一般以系统性治疗为主，部分患者可联合个体化放疗。

放疗包括体外放射治疗和近距离放射治疗（腔内后装治疗），在子宫颈癌的治疗中往往采取两者结合的方式。已有研究表明，同步放化疗较单纯放疗可以提高疗效，降低复发风险和改善患者预后。早期子宫颈癌患者手术后病理检查如发现高危因素（包括手术切缘阳性、宫旁受侵、淋巴结转移等）或符合Sedlis标准的中危因素（结合肿瘤大小、间质浸润深度、脉管间隙受侵综合评估），需补充术后辅助放化疗或放疗。

1. 放疗的原则

恶性肿瘤的放疗原则与其他治疗手段一样，要最大限度地杀灭肿瘤细胞，同时最大可能保护正常组织和重要器官，即尽量提高治疗效果并降低并发症风险。因此，适当的治疗工具、适宜的照射范围、足够的照射剂量、均匀的剂量分布、合理的照射体积，以及兼顾个体化是放疗的基本要求。

放疗的连续性是与疗效相关的重要因素，即放疗中断可能影响疗效。子宫颈癌的放疗时间超过 9 周者比不超过 7 周的患者有更高的局部未控或复发率，故推荐 8 周内完成全部体外照射放疗和近距离放射治疗。

行根治性放疗时，需要对肿瘤区域给予根治剂量照射，照射范围较大，照射剂量高，因此，在治疗中要重点关注肿瘤附近的正常组织和器官，特别要防护一些对放射线敏感的组织和器官。

对于一些晚期患者，往往采取以减轻症状和减少患者痛苦为目的的姑息性放疗，与根治性放疗有较大不同。但有时根治性放疗与姑息性放疗是相对的，在治疗过程中可能根据肿瘤及患者的具体情况而互相转换。

2. 体外放射治疗

（1）常规放疗：即在模拟机或 CT 模拟机定位下的放疗。

（2）三维适形放疗及调强适形放疗：以 CT 或 MRI 为基础的计划设计和适形遮挡技术是目前体外放射治疗的标准治疗方法。

3. 近距离放射治疗

将密封的放射源直接放入人体的天然管腔内（如阴道、

子宫腔等）称为腔内照射；放射源直接放入肿瘤组织间进行照射称为组织间照射（如插植）。二者同属于近距离放射治疗。子宫颈癌的腔内放疗有其自然的有利条件：子宫颈、宫体及阴道对放射线耐受量高；放射源距肿瘤最近；以较小的照射体积可取得较大的放疗效果。

腔内放疗是子宫颈癌根治性放疗中的重要治疗手段。宫腔管联合阴道施源器的腔内治疗方法最常用，具体方法是，根据患者及肿瘤的解剖特点选择不同的阴道施源器与宫腔管联合使用。当联合体外放射治疗时，近距离放射治疗通常在放疗后期进行，这时肿瘤体积已明显缩小，使得施源器放置的部位能够实现近距离治疗的理想剂量几何形状分布。

4. 放疗并发症

由于放射源种类、放射方法、照射面积、照射部位、单位剂量、总剂量、总的分割次数及总治疗时间等因素的不同，以及患者对放射线敏感性的差异，放射治疗并发症的发生概率及严重程度也各不相同。放疗医生要熟悉腹、盆腔器官对放射线的耐受剂量，以减少放射治疗的并发症。

（1）近期并发症：治疗中及治疗后不久发生的并发症，包括阴道炎、外阴炎、皮肤干湿性反应、骨髓抑制、胃肠反应、直肠反应、膀胱反应和机械损伤等。

（2）远期并发症：常见的有放射性直肠炎、放射性膀胱炎、皮肤及皮下组织的改变、生殖器官的改变、放射性小肠炎等。最常见的是放射性直肠炎和放射性膀胱炎。前者多发生在放疗后 1 ～ 1.5 年，可持续较长时间，主要表现为大便次数增多、黏液便、便血，严重者可出现直肠阴道瘘。放射性膀胱炎多出现在治疗后 1.5 年左右，主要表现为尿频、尿痛、血尿、排尿不畅等，严重者可出现膀胱阴道瘘。

⊙ 三、化学治疗

化学治疗，简称化疗，在子宫颈癌治疗中越来越受到重视，主要与放疗伴随应用，采用单药或联合药物进行放疗增敏，即同步放化疗。另外，还有术前的新辅助化疗及晚期远处转移、复发患者的姑息治疗等。治疗子宫颈癌的常用化疗药有顺铂、卡铂、紫杉醇、5- 氟尿嘧啶、异环磷酰胺、吉西他滨、拓扑替康等。

1. 同步放化疗

在放疗的同时进行的化疗，也称为增敏化疗。目前美国国立综合癌症网络（NCCN）治疗指南推荐，在放疗期间进行含铂类药物的增敏化疗，首选顺铂周疗方案，剂量为 30 ～ 40mg/m^2，每周 1 次。顺铂毒性不耐受时可用卡铂替换。临床研究中还有顺铂联合其他药物的同步放化疗方案：顺铂 50 ～ 70mg/m^2，紫杉醇 135 ～ 175mg/m^2，在放疗第 1 和 29 天实施；顺铂 + 紫杉醇周疗，即顺铂 25 ～ 30mg/m^2，紫杉醇 60 ～ 80mg/m^2，于放疗第 1、8、15、22、29 和 36 天进行。

根据患者放化疗期间的情况灵活调整，总体原则是不影响放疗正常进行。

2. 新辅助化疗

新辅助化疗是指患者在手术前进行 2 ～ 3 个疗程的化疗，目的在于缩小肿瘤体积，消灭微转移灶和亚临床病灶，使原来不能手术的患者获得手术的机会。一些非随机研究结果显示，新辅助化疗减少了术中播散及术后转移的概率。目前，主要用于局部肿瘤大的早期患者。新辅助化疗常常采取以铂类为基础的联合方案，如顺铂 + 紫杉醇方案等。给药途径包括静脉全身化疗和动脉介入化疗。

3. 系统性化疗

2020 年 NCCN 子宫颈癌治疗指南推荐的用于复发或转移癌的一线化疗方案有：顺铂联合紫杉醇、顺铂联合紫杉醇及贝伐珠单抗、紫杉醇联合拓扑替康及贝伐珠单抗。接受过顺铂治疗的患者首选卡铂联合紫杉醇及贝伐珠单抗，除此之外，顺铂联合拓扑替康、拓扑替康联合紫杉醇也是备选方案。可供选择的一线化疗单药有卡铂、顺铂和紫杉醇。

2018 年起 NCCN 指南推荐，在一线治疗失败后的子宫颈癌二线治疗中，首先选择帕博利珠单抗用于 PD-L1 阳性 [综合阳性评分（CPS）≥ 1] 或微卫星高度不稳定 / 错配修复功能缺陷肿瘤，研究显示该单药在二线治疗的客观缓解率为 14.3%，完全缓解率为 2.6%，且有 91% 的患者缓解时间超过半年。

有研究发现，在一线治疗的PD-L1阳性子宫颈癌患者中，与化疗±贝伐珠单抗相比，帕博利珠单抗联合化疗±贝伐珠单抗将患者死亡风险降低了36%，显著延长了总生存时间和无进展生存时间，基于此，FDA批准了帕博利珠单抗+化疗±贝伐珠单抗作为PD-L1阳性的复发或转移性子宫颈癌的一线治疗方案。二线化疗药物有多西紫杉醇、白蛋白结合型紫杉醇、吉西他滨、表柔比星、5-氟尿嘧啶、异环磷酰胺、伊立替康、丝裂霉素、培美曲塞、拓扑替康、长春新碱等。

目前多项免疫检查点抑制剂联合靶向药物、化疗或放疗研究正在临床试验过程中，联合使用这类药物仍然需要更多的临床研究数据支持。因此，鼓励复发性、持续性子宫颈癌患者参加临床试验。

⊙ 四、复发性子宫颈癌的治疗

（一）局部或区域复发性子宫颈癌的治疗

1. 放疗后复发而再次放疗时，需谨慎设计放疗方式及放疗剂量。对于首次放疗后2年以上复发者，可以根据具体情况酌情给予全量放疗。但对于首次放疗后短时间内复发者，再次常规放疗治愈肿瘤的可能性小，且会产生严重的放疗并发症，所以应避免盲目进行高剂量放疗。

2. 不适合手术或放疗者，可首选系统性治疗，具体参见

复发性 / 转移性子宫颈癌的系统治疗。

3. 对于放疗后盆腔中心性复发或肿瘤未得到控制的患者，盆腔廓清术是一种挽救性治疗手段，但需要术前仔细评估，明确是否存在远处转移（可采用术前 PET/CT 或胸腹盆 MRI 或 CT 检查）。如果复发仅限于盆腔，可进行手术探查。术中肿瘤未侵犯盆壁及淋巴结者可行盆腔脏器切除。根据肿瘤的位置，选择前、后或全盆腔廓清术。若可以保证肿瘤部位有足够的手术切缘，手术中可保留盆底和肛门括约肌，并且建议在具有较高廓清术水平的医疗中心进行。需要指出的是，这类手术（之前没有盆腔放疗）很少用于初始治疗，仅用于不适合盆腔放疗，或既往接受过盆腔放疗后局部进展且不适合进一步放疗的患者。

4. 难治性复发肿瘤患者需要根据个体情况，采取综合的治疗方法，包括疼痛咨询、情绪和精神支持、临终关怀等。

（二）远处转移子宫颈癌的治疗

1. 无论患者是初治还是复发时出现远处转移，都很难治愈。对于经过谨慎选择的、可局部治疗的孤立性远处转移的患者，采用局部放疗可能改善生存状况，例如，淋巴结、肺、肝或骨转移患者可能于局部放疗后获益。患者在局部放疗后，可以考虑联合系统治疗。

2. 出现盆腔外复发或转移的患者，不适宜进行放疗或廓清术，推荐采用化疗等全身治疗手段或最佳支持治疗。对于全身治疗有效的患者，其疼痛和其他症状可得到显著缓解。

3. 复发性 / 转移性子宫颈癌的系统治疗：见复发性 / 转移性子宫颈癌的系统治疗的相应章节。

4. 一线系统治疗失败的患者，无论手术还是放疗，预后均不佳。这些患者可以接受系统治疗或最佳支持治疗，鼓励参与临床试验。

⊙ 五、随访

新发子宫颈癌患者，应建立完整病案和相关资料档案，治疗后要定期随访监测。具体内容如下：治疗结束最初 2 年内每 3 ~ 6 个月复查 1 次，第 3 ~ 5 年每 6 ~ 12 个月复查 1 次，5 年后每年复查 1 次。Ⅱ期以上患者治疗后 3 ~ 6 个月复查时应行全身 MRI 或 CT 检查，评估盆腔肿瘤控制情况，必要时行 PET-CT 检查。同时，子宫颈或阴道残端细胞学检查、肿瘤标记物（特别是 SCC）测定也是重要的复查内容。此外，还需要根据患者的临床症状行必要的实验室检查及其他影像学检查。

放疗后规律冲洗阴道，必要时使用阴道扩张器，逐渐尝试恢复性生活，均有利于减少阴道粘连。

第二节　营养治疗

⊙ 一、如何估算每日营养需要量

对于恶性肿瘤患者而言，因肿瘤本身或抗肿瘤治疗，大部分患者可能出现代谢异常、消化吸收障碍等问题，所以患者的营养需求量与健康群体是有所差异的。

总的来说，肿瘤负荷较大患者或早期康复期肿瘤患者的蛋白质摄入量应增加，脂肪摄入比例应增加，一般占总能量的 35% ～ 50%。推荐多食用富含 n-3 和 n-9 的长链多不饱和脂肪酸的食物，如鱼肉类等。碳水化合物摄入量可适当减少，占总能量的 35% ～ 50%。在这些营养物质中，能量和蛋白质对肿瘤患者至关重要，适量的能量摄入和充足的蛋白质摄入，可以帮助患者维持适宜的体重，减少肌肉的丢失，稳定代谢内环境，有利于改善患者的临床结局。因此，知道如何估算患者每日需要摄入多少能量和蛋白质是非常重要的。

1. 能量需求量

某个特定年龄、性别、体重、身高和体力活动的人，为生长发育或维持机体摄入的膳食能量称为其能量需求量。从定义上可以看出，每个人的能量需求都会因自身的年龄、性别、身体状况和体力活动而有所不同。对于恶性肿瘤患者，肿瘤负荷和抗肿瘤治疗带来的应激及炎症等因素，也会对其能量需求有所影响。

一般来说，估计能量需求的方法非常多，通常分为测定法和估算法。估算法是目前医院里最常用的一种方法，虽然没有测定法准确，但是其简单、方便、高效且经济。根据原国家卫生和计划生育委员会制定的《恶性肿瘤患者膳食指导》，对于卧床患者，每天摄入能量需要在 20 ～ 25kcal/kg；对于能下床的患者而言，每天可摄入 30 ～ 35kcal/kg。

例如，患者目前实际体重 45kg，且每天大部分时间处于卧床状态，则每日的能量需求量 =（20 ～ 25kcal/kg）× 45kg= 900 ～ 1125kcal。因此，只要患者每天的摄入量能够在 900 ～ 1125kcal，就说明患者的膳食摄入情况较为良好。

2. 蛋白质需求量

肿瘤患者的蛋白质需求量比正常人高，一般可按照 1.2 ～ 1.5g/（kg·d）摄入。对于严重营养消耗的患者，可增加至 1.2 ～ 2g/（kg·d）。

⊙ 二、食谱制订基本原则

1. 含优质蛋白质

保证充足高蛋白食物，例如鸡肉、鱼肉、蛋类、大豆类制品等，也可适量食用红肉，如牛肉、猪肉、羊肉等。对于消化道功能减弱的患者，建议把肉类制作软烂或制成肉末，易于消化。

2. 蔬菜颜色多样

为获取充足的矿物质和维生素，蔬菜的摄入至关重要。蔬菜一般分为浅色蔬菜和深色蔬菜，相比之下深色蔬菜的营养价值更高。深色蔬菜一般分为深绿色、红色、橘红色、紫红色。深绿色蔬菜包括莜麦菜、菠菜、西蓝花等；橘红色蔬菜有西红柿、胡萝卜、南瓜、红彩椒等；紫色蔬菜有紫苋菜、紫甘蓝、茄子等。这些蔬菜富含各种维生素和植物化学物，如 β－胡萝卜素、维生素 C、花青素等。因此，建议每天摄入的蔬菜中至少一半为深色蔬菜，每天变化不同的颜色，获取均衡营养。

3. 坚果加餐

对于营养不良的肿瘤患者，食用能量密度高的食物非常重要，这意味着患者吃少量的食物，即可获取相对较多的能量，而坚果富含有益油脂酸，能量密度很高，适合患者在加餐时少量食用，如花生、核桃、杏仁、开心果、松子等，建议每日摄入 10g。

4. 配备多种油脂

家中炒菜用的食用油，包括大豆油、花生油、玉米油、橄榄油、菜籽油等，应交替食用，因为每种植物油中的有益成分均不同，比如橄榄油、茶油富含单不饱和脂肪酸，亚麻

籽油富含 α－亚麻酸，玉米油、葵花籽油则富含亚油酸，交替食用可丰富患者不同营养素的摄入。

5. 控制精制糖摄入量

精制糖就是指日常生活中常见的白糖、红糖、黑糖、冰糖等。这类糖富含单糖和双糖，易转换为葡萄糖。而葡萄糖容易被肿瘤细胞摄取，成为主要供能物质，并且容易加重肿瘤患者的代谢紊乱，比如胰岛素抵抗。因此应限制患者精制糖的摄入量。对于那些富含精制糖的食物，如甜品、碳酸饮料等，肿瘤患者应尽量少吃。平时饮食中，也应尽量少添加白糖、红糖等调味品。但这并不意味着肿瘤患者应当全面限制碳水化合物的摄入量，碳水化合物的种类较多，除了单糖、双糖以外，寡糖、多糖、糖醇、膳食纤维均属于碳水化合物，这些物质对于肿瘤患者存在益处，不应当全部舍弃。并且碳水化合物可提供能量，降低癌细胞对体内蛋白质的损耗，适量的摄入是必不可少的。

⊙ 三、肿瘤患者应该怎样搭配饮食?

由于肿瘤患者自身肿瘤消耗大，饮食目标应为维持标准体重或适量增加体重。以合理营养为基础，平衡膳食为原则。

1. 食物多样化、搭配合理化

可按照中国居民平衡膳食宝塔（2022）展示的五大类食物比例进行搭配，正常成人平均每天需要摄入 12 种以上的食物，每周则需要摄入 25 种以上。而肿瘤患者需要搭配更多种类的食物。

2. 保证每日摄入充足的蛋白质

由于疾病特点，肿瘤患者蛋白质的代谢存在异常，需要消耗更多的蛋白质，所以肿瘤患者需要提高蛋白质的摄入量，尤其是提高优质蛋白的摄入比例，让进食的每一口食物，都能为身体提供养分，发挥充分的作用！每日蛋白质的摄入量为 1.2 ～ 1.5g/kg，富含优质蛋白质的食物有蛋、牛奶、鱼肉、虾肉、鸡肉、鸭肉、瘦牛肉、瘦羊肉、瘦猪肉、大豆及豆制品等。

推荐患者每天吃够以下 6 个“宝”。

（1）适量主食：250g 以上，生重，大约提供至少 20g 蛋白质；

（2）1 ～ 2 袋牛奶：300 ～ 500g，300g 牛奶大约提供 10g 蛋白质；

（3）1 个鸡蛋：一个中等大小的鸡蛋大约提供 7g 蛋白质，胆固醇高的人可以隔日吃 1 个鸡蛋；

（4）150g 瘦肉：水产 + 禽肉 + 畜肉，净重，大约提供 30g 蛋白质；

（5）25g 大豆：相当于 100 ～ 150g 豆制品，可提供 10g 左右蛋白质；

（6）500g 蔬菜和 250g 水果：生重，提供约 5g 蛋白质。

⊙ 四、子宫颈癌患者治疗期间营养支持

（一）术后营养

术后 48 小时以后，很多患者病情都能逐渐稳定并渐趋恢复，但尚需一段时间才能完全恢复，仍须严密观察和防治各种手术后并发症。

1. 能量与营养素补充

术后营养与患者的康复和治疗密切相关。经过根治术后，患者体内的碳水化合物代谢、基础代谢和蛋白质代谢等方面都发生了显著变化，患者的能量、蛋白质和维生素的需求量远超术前，必须及时补充。蛋白质不但是人体各组织的物质基础，也是保持血浆渗透压的平衡和人体正常代谢机制的重要因素，术后组织的修复和伤口的愈合均需要蛋白质。碳水化合物是人体代谢产生热能的主要成分，有保护肝脏的作用。维生素 A 与上皮组织代谢有关，缺乏维生素 A，术后容易发生肺部并发症。维生素 B 与保持心脏和胃肠道肌肉的张力及碳水化合物的代谢有密切关系，缺乏时容易发生虚脱和休克。维生素 C 在组织愈合过程中与胶原纤维的生长有直接关系，在大手术后需求量很高，缺乏会影响伤口愈合的质量和速度。维生素 K 是肝脏合成凝血酶原的必需要素，缺乏时容易产生出血倾向。

总之，子宫颈癌患者术后应吃高蛋白饮食。如无特殊情

况，应在术后24小时内开始进食流质饮食，逐渐过渡到普食，循序渐进地增加营养摄入量，能量目标量为25～30kcal/（kg·d），蛋白质目标量为1.0～2.0g/（kg·d），建议一日三餐均衡摄入。

2. 水和电解质的补充

如无特殊情况，术后清醒6小时后，即可饮温水，每小时饮水10～15mL，随后循序渐进增加每日饮水量，目标饮水量为每日1500mL。

一般患者术后钾离子排出量增多，单纯以静脉输液来维持营养者可能会发生钾缺乏现象，尤其是因腹胀而实施胃肠减压的患者。缺钾者常呈现疲倦、嗜睡、四肢乏力、腹胀、便秘、食欲不振、尿少、水肿、脸和四肢麻木症状。术后数日内应测定血浆钾浓度，或做心电图来判断缺钾的情况。一般患者多于术后3～4天开始缺钾，若尿量正常，一般会给予静脉补钾，也可选择口服补钾。补钾不仅有治疗钾缺乏的作用，而且能加速伤口的愈合和促进患者恢复。但是，当患者存在肾功能不全、心肌损害、肾上腺皮质功能不全或休克时，不宜补钾。若患者血钾浓度确实过低，补充时也必须格外慎重，以免发生补钾过多或过快，导致心脏传导阻滞的风险。

（二）放疗、化疗期间的膳食营养

1. 放疗患者在治疗期间往往出现口干、咽痛、咽下困难等，可采用半流质饮食，稀饭、红枣粥、面包、馄饨、面条等主食，配以营养丰富的肉、鱼、蛋、豆类、蔬菜，一天可用 1 ～ 2 次点心，如牛奶冲蛋、菠菜肉末面片、藕粉、银耳汤等。化疗患者容易出现消化道反应，如恶心、呕吐、腹泻，有的还有肝肾功能损害，可采用少渣半流质饮食，也可以配以营养丰富的副食，不吃甜食、含有过多脂肪的油腻食物，烹调时少放调味料，两餐之间可饮用一些清凉而有营养的饮料，食物要尽量温而不烫。如伴有腹泻，要避免食用容易引起腹绞痛或胀气的食物，腹泻严重时可多食高钾的食物，如土豆、杏等。

2. 化疗患者在治疗期间，恶心、呕吐、食欲不振是最常见症状。调整食物色、香、味，以满足患者口味、促进患者食欲，并且要帮助患者选择富有营养和清淡易消化的食物，患者切忌进食过热、粗糙、辛辣等食物。已有呕吐症状的患者，需灵活掌握进食时间，可在呕吐间歇期间进食，采用少食多餐的方式，多吃薄荷类食物及冷食等；限制 5- 羟色胺含量丰富的水果蔬菜（如香蕉、核桃、茄子等）及色氨酸的摄入，以减少体内游离的 5- 羟色胺含量。

（三）食欲差，进食减少，怎么保证营养?

对于正在接受化疗、放疗及手术治疗的患者，可能因食欲下降及胃肠道反应极大地影响营养摄入，为了让患者能够摄入更多的营养物质，我们提出以下建议。

1. 根据患者口味烹饪食物，可以少量摄入促进食欲的食物，如泡菜、酸辣粉、微辣的食物，不要“一味剥夺”患者的口味偏好。

2. 抗肿瘤治疗导致患者对食物产生厌恶的时候，减少每次食物量，精致摆盘，加以醋调味，能让患者更有食欲。

3. 要优化饮食，努力提高饮食中能量及蛋白质的含量，达到患者吃得虽少，但营养充足的目标。如可以采取在粥里添加肉末，用鸡蛋和面做成面条，少食多餐等方法。

4. 当患者经口饮食无法达到其每日所需能量时，可在正常饮食的基础上增加口服营养制剂予以补充。请医生或营养师开全营养配方粉液，患者每日服用 2 ～ 3 次，一次 150 ～ 250mL，一般在两餐之间补充，既能补充进去又不影响正餐。目前已有许多种类的口服营养制剂，可满足各种需求，比如糖尿病人专用的营养制剂、肝肾疾病患者专用的口服营养制剂。如果胃肠道功能差，依然不能按需足量服用营养制剂，则需要进行肠外营养支持。

第三节　治疗期间的身体活动

运动抗癌的作用体现在多个层面。有研究表明，运动可降低肿瘤的生长速度和转移风险，流行病学的研究则发现运动可降低肿瘤的复发风险，改善肿瘤患者的预后。除了对肿瘤本身的抵抗作用，运动还可提高抗肿瘤治疗的疗效。另有大量的临床研究发现，运动可改善肿瘤相关症状和抗肿瘤治疗相关不良反应，如癌因性疲乏、抑郁与焦虑、淋巴水肿等，并可以提高患者的生活质量。

⊙ 一、运动在肿瘤治疗中的作用

1. 运动延缓肿瘤进展

多项研究表明，运动可降低31%～67%的肿瘤生长速度，并可降低肿瘤转移风险，其相关生物学机制主要体现在以下 3 个方面：代谢改变，肿瘤血管生成及机体免疫调节。

（1）代谢改变。长期运动可减少机体环境甚至肿瘤微环境（TME）中的多余营养物质（如葡萄糖），并降低生长因子浓度（如胰岛素和胰岛素样生长因子）。运动通过改善整个机体代谢的稳态抑制主要信号传导通路（如 PI3K-AKT、MAPK 和 MYC 通路），避免营养物质被吸收用以支持肿瘤细胞的增殖。

（2）肿瘤血管生成。实体肿瘤中的血管通常结构异常，这限制了组织灌注，导致低氧环境，可能使肿瘤更具侵袭性。多项动物实验发现，运动可以增加肿瘤血管成熟度和血管壁剪切应力，促使肿瘤血管正常化。此外，良好的脉管系统可潜在地阻止肿瘤细胞从原发肿瘤中逃逸，从而减少远处转移灶的形成。

（3）机体免疫调节。长期的运动训练还可以改善免疫功能，减轻全身炎症，并导致一系列的变化，包括增强血液灌注、免疫原性和免疫细胞浸润等。除了血管正常化可潜在地增强免疫细胞浸润外，另有研究发现，运动诱导的肌细胞因子可能通过释放免疫调节细胞因子（包括 IL-6、IL-7 和 IL-15），来促进 NK 细胞和 T 细胞的增殖、分化和成熟，以及随后的免疫细胞浸润。

2. 运动提高抗肿瘤治疗的耐受性和疗效

越来越多的研究表明，运动不仅可以降低抗肿瘤治疗的毒性，提高患者的耐受性，还可能增强传统抗肿瘤治疗的疗效。如上文所提到的，运动可以促进肿瘤血管正常化，增加氧气运输，这可以促进活性氧的产生，从而加强放疗的治疗效果。同样地，化疗和免疫治疗的疗效也依赖于充足的细胞内血液灌注，以便细胞毒性药物和免疫细胞进入肿瘤细胞内部。而运动通过增强血液流动，提高血管床的剪切应力，升高温度，激活交感神经，调节内分泌系统（如释放儿茶酚胺，分泌肌细胞因子）来增加血液灌注，促进药物和免疫细胞的运输，从而提高治疗效果。

3. 运动降低肿瘤的复发风险并改善肿瘤患者预后

体力活动被认为可以影响癌症发病的某些机制，从而降低癌症复发风险和提高生存率。与癌症预后相关的、研究最多的机制包括肥胖的变化、代谢失调、脂肪因子和性激素的循环浓度增加、慢性低度炎症、氧化应激导致 DNA 损伤并引发基因突变、免疫监视和功能受损。大量证据表明，无论是诊断前还是诊断后的体力活动，均可改善肿瘤患者的生存。

4. 运动改善肿瘤相关症状和抗肿瘤治疗相关不良反应

（1）癌因性疲乏：癌因性疲乏在肿瘤患者中非常普遍，70%～99%的患者会出现不同程度的癌因性疲乏。充足的证据表明，中等强度的有氧运动结合抗阻运动可有效改善癌因性疲乏。另有研究发现，抗肿瘤治疗期间，放松训练（如拉伸、冥想）、认知行为疗法，再结合有氧／抗阻训练、瑜伽训练，可有效缓解癌因性疲乏。抗肿瘤治疗结束后，与其他运动训练相比，瑜伽缓解癌因性疲乏的作用更为显著。

（2）抑郁、焦虑：抑郁和焦虑在肿瘤患者中较常见。大量研究发现，运动干预，尤其是有氧运动可以改善肿瘤患者的抑郁症状，其机制可能与骨骼肌增加犬尿氨酸的分解代谢有关。犬尿氨酸是色氨酸的代谢产物，可穿过血脑屏障，诱发抑郁。动物实验中发现，有氧运动可以上调相关转录因子，以及肌肉中的犬尿氨酸转氨酶分解代谢酶，促进犬尿氨酸代谢成无法通过血脑屏障的犬尿酸，进而预防抑郁的发生。另外，临床研究发现，持续 12 周、每周 3 次的中等强度有氧运动，或持续 6～12 周、每周 2 次的有氧加抗阻训练，可以显著缓解治疗期和康复期肿瘤患者的焦虑症状。

（3）健康相关生活质量：大量研究表明，适当的运动可以改善肿瘤患者的生活质量。在生活质量评估的领域中，运动对睡眠、抑郁、疲劳、身体功能及角色功能的改善最为显著。另外，中等强度或较大强度的运动效果要优于低强度运动，有氧运动结合抗阻运动优于单独有氧或单独抗阻运动。但前提是需要量力而行。

⊙ 二、肿瘤患者的运动处方

在癌症治疗期间和治疗后，体育锻炼通常是安全且耐受良好的，每位患者都应该“避免不活动”。已有大量研究证据表明，有氧运动、抗阻运动、有氧运动联合抗阻运动有助于改善常见的癌症相关症状，包括焦虑、抑郁、疲乏，以及提高身体机能和生活质量。

恶性肿瘤患者的运动处方，应根据患者的自身情况，结合学习、工作、生活环境和运动喜好等个体化制订，不同癌种、不同分期、不同身体状况的患者功能障碍异质性很大，目前并没有根据特定癌种或治疗方案来推荐运动处方的规范。《美国人身体活动指南第 2 版（2018）》中适用于恶性肿瘤生存者的重要建议包括避免不活动，每周累计进行至少 150 ～ 300 分钟的中等强度有氧运动，或 75 ～ 150 分钟较大强度的有氧运动（如果可能的话），每周至少做 2 天抗阻运动，在进行有氧运动和阻力运动时，结合平衡能力训练和柔韧性运动。

考虑到许多恶性肿瘤患者机体功能减退，容易疲劳，短时间的抗阻运动可能更有益。每天几次短时间的运动比一次较长时间的运动更能增加运动的依从性并从中获益，尤其在积极治疗期间更是如此。

子宫颈癌患者在进行较大强度有氧运动或抗阻运动前，建议先到专科就诊，对下肢淋巴水肿进行评估。

⊙ 三、子宫颈癌患者治疗期间运动

1. 放化疗期间的子宫颈癌患者该如何进行身体活动呢?

患者可以把有氧运动和抗阻运动相结合，每次运动时间为 20 ～ 30 分钟，运动频率为 3 ～ 5 次 / 周。

有氧运动包括快走、慢跑、上下楼梯、骑自行车、有氧健身操等，可以根据自身情况和喜好进行选择。

抗阻运动包括运用弹力绷带进行拉伸运动，或者使用哑铃、矿泉水瓶等。可以根据自身情况选择不同阻力的弹力绷带，训练时将弹力带一端固定，另一端系于四肢，具体可做肩关节内收与外展、膝关节的屈伸等动作，每组动作重复 20 次，进行 3 组，每组之间休息 2 分钟，弹力带负荷要由轻至重，循序渐进。

2. 在围手术期的子宫颈癌患者该如何进行身体活动呢?

由于子宫颈癌手术方式的特殊性，患者在术后需行盆底肌及缩肛锻炼，患者可以取卧位、坐位及站位，深吸一口气保持 3 秒后呼气，重复 5 次，并在不收缩腹部和臀部肌肉状态下自主快速地收缩、放松会阴部、尿道及肛门括约肌，感到盆底肌有上提感即可，每次 6 秒，重复 10 次，每日 3 次。其他的身体活动则需要评估伤口恢复情况等再决定。

3. 子宫颈癌患者在治疗期间可以久坐不动吗？

子宫颈癌患者一定要避免久坐，久坐容易导致女性的盆底充血，会阴部透气变差，两方面综合原因使得女性生殖道比较容易发生感染，于治疗无益。

根据 WHO 的身体活动指南，患有癌症等慢性疾病的患者应该限制久坐的时间，进行各种强度的身体活动（包括轻微强度），这样也有助于健康。

越来越多的证据表明，久坐、长时间看电视、看手机或使用电脑等行为，可能是癌症患者预后不良及一般人群发生癌症的独立危险因素，所以呼吁大家要重视日常生活习惯。

第四节　心理护理

患者的心理健康关系着生活质量、治疗期间的依从性，甚至是治疗的效果。

负面情绪会使得患者以悲观的心态看待问题，丧失治疗与预后的信心，不愿意积极配合治疗及护理过程，使病情无法得到有效的控制。

患者可能会出现以下的心理问题。

恐惧心理——当患者被告知确诊癌症时，犹如五雷轰顶，惊恐万分，觉得生命似乎已走到了尽头，对死亡的惧怕，使患者心情异常复杂，烦躁不安。

抑郁心理——患者患病后，由于不能正视已经患病的现实，悲观绝望，孤独无助而引起抑郁心理。

焦虑心理——由于许多患者对自己的真实病情不甚了解，甚至存在一些误解，对生命的长短不得而知，随着疾病的发展、病情的变化，患者内心迫切想了解真实病情，但又害怕知道真实病情，这种矛盾心理常使患者产生焦虑情绪。

求救心理——强烈的求生欲望使患者急于寻找特效的治疗办法，到处求医寻药，祈求生命中的奇迹出现。

该怎样去调整负面情绪、积极应对治疗，是患者需要解决的问题之一，我们推荐下列方法，或许可以使患者释放一定的压力。

1. 音乐疗法：舒缓的音乐可以减轻患者疼痛反应及围手术期应激反应，沉浸在音乐里可以让患者暂时放下脑海里一些偏激又固执的想法。

2. 化妆美容法：肿瘤的治疗方式在一定程度上会给患者

造成不同程度的身体损害，影响患者原有容貌的美感和完整性，例如手术留下的瘢痕，化疗导致的脱发，放疗引起局部皮肤脱皮、色素沉着等。正所谓“爱美之心，人皆有之”，我们鼓励患者适当进行容貌上的修饰，通过化妆美容修饰五官，对外形进行合理装扮，提高患者的精气神，患者在镜子里看着美美的自己，勇敢面对生活的勇气又会多一些，这会对患者的负面情绪起到调节作用。在国外，化妆美容调节肿瘤患者的负面情绪已经受到广泛应用。

3. 记录日记法：鼓励患者每天记录希望日记，一方面能稳定自己的情绪，另一方面能够激发自己对美好未来的追求，而且每天记录希望日记可以唤起患者内心对积极事物的憧憬，从而提高患者应对病魔的积极性，降低消极性。

当患者完成一段时间的计划，实现一个阶段的目标时，会得到相应的肯定和精神上、物质上的奖励，这能增加患者战胜疾病的信心，从而提高患者的生活质量。

4. 运动法：运动也可以减轻患者疲乏、焦虑、抑郁等症状，改善睡眠质量，提高患者生活质量，以达到健身预防和康复治疗的效果。患者可以通过每周规律的运动，缓解自身的负面情绪。

第五节 家庭支持

家人支持是改善恶性肿瘤患者生活质量的重要因素。担心亲人离去或自己被抛弃的负性心理也将直接影响患者的康复。因此，家庭的支持和配合对患者的预后起着至关重要的作用。患者家属需多陪伴并鼓励患者，使患者感受到爱与关怀，给予患者精神力量。若利于提高患者家庭支持度，使患者积极应对治疗。若患者在痛苦的治疗之路上，感受到不是她一人在孤独前行，她的身后有家人、有朋友，等待她打怪升级后凯旋，那么她会充满战胜病魔的信心和勇气。

第七章 手术治疗

第一节 手术治疗简介

⊙ 一、子宫颈上皮内病变的手术治疗

子宫颈健康时，正常的子宫颈组织如同一棵嫩绿的小树苗；随着HPV的感染、子宫颈病变的不断发生，这棵小树苗受到了外界环境的影响，开始逐渐出现了自然环境下的一些问题。随着病变的加重，就像树木枝叶的蔓延一样，子宫颈病变也会逐渐扩大，影响到周围的组织。并非所有子宫颈上皮内病变（CIN）都会进展为子宫颈癌，正如并非所有的枯枝黄叶都能影响小树的生长。

CIN是一种早期的病理变化，无明显临床症状，患者并没有特别的感受，正如枯黄的树叶一样偷偷影响小树的成长。医学家根据“枯枝黄叶的数量”将CIN分为子宫颈低级别上皮内病变（包括CIN1和少数CIN2）和子宫颈高级别上皮内

病变（包括多数 CIN2 和所有的 CIN3）两个阶段。在子宫颈低级别上皮内病变阶段，少量的“黄叶”并不会影响小树的健康，大部分小树可以依靠自身的免疫力恢复健康，只有小部分小树会被 HPV 击倒。医生通常在这一阶段会与患者充分沟通后选择“听其言、观其行”，定期随访和观察。此时并不是医生重拳出击的时候，患者只能靠自己，通过自身的免疫力去腐生肌才是最好的选择。

但对于枯枝黄叶持续增多的小树，面对HPV的汹涌攻势，依靠自己取胜的可能性已经比较小了。此刻才是医生大展身手、重拳出击的合适时机。对于子宫颈高级别上皮内病变，医生会使出十八般武艺横扫枯枝烂叶，打断病情的进展，预防或延缓其发展成为子宫颈癌。最直截了当的治疗方式就是采用手术切除或物理治疗的方式把枯枝烂叶彻底清除，手段包括子宫颈锥形切除或消融治疗等，以局部治疗为主。

⊙ 二、子宫颈癌的手术治疗

手术治疗是子宫颈癌的主要治疗手段之一。经过全面检查和评估后，根据患者的病情、年龄、生育要求等不同，医生会选择合适的手术方式，包括子宫颈锥形切除术、全子宫切除术、次广泛子宫切除术和广泛性子宫切除术。需要说明的是，不是所有的子宫颈癌都必须切除子宫，也不是所有的子宫颈癌都适合手术治疗，而医生告诉你不适合手术并不等于是宣判死刑、没有治愈机会。所以，应该积极面对，尽早开始治疗，才能有更大的治愈机会。

全子宫切除术适用于没有随访条件、没有生育要求或合并有其他需切除子宫的良性疾病的子宫颈癌前病变（HSIL）和一些很早期的子宫颈癌患者；对于一些年轻的、镜下早浸癌的患者，子宫颈锥形切除术可以帮助去除癌细胞，同时保留子宫和生育能力。

相对早期的子宫颈癌患者，有手术条件，可以考虑行广泛性子宫切除术。在切除子宫的同时，也要切除周围可能受到影响的其他组织。对于这部分患者，还需要切除盆腔及部分腹主动脉旁淋巴结以确定淋巴结转移情况。手术需要切除部分阴道组织，术后需较长时间保留尿管，给患者术后生活带来了不便，阴道缩短也可能会影响患者后续性行为质量。

虽然手术治疗在子宫颈癌的治疗中起着重要作用，但预防、定期筛查和早期诊断仍然是关键。总的来说，子宫颈癌治疗要尽早，手术、放化疗都可靠，子宫全切或锥切，根据病情来选择。

第二节　围手术期快速康复

你们听完了以上手术方式的介绍，接下来就该轮到我隆重出场啦！我的名字叫术后加速康复外科（ERAS），你们要是觉得太长太麻烦干脆就叫我“康康”好啦。我的父亲是丹麦麻醉科医师 Kehlet，我诞生于 1997 年，以循证医学证据为基础，以减少手术患者的生理及心理的创伤应激反应为目的，通过外科、麻醉、护理、营养等多学科协作，对围手术期处理的临床路径予以优化，从而减少围手术期应激反应及术后并发症，缩短住院时间，促进患者康复。

下面大家来看看我的具体工作是什么吧！

⊙ 一、术前部分

1. 术前宣教

在手术前康康会让你的主管医生、麻醉医生及责任护士一起为你进行全方位、个体化的健康宣教。你需要在术前 2 ～ 4 周开始戒烟酒，以免增加术后并发症的发生概率。

2. 术前营养评估及营养支持治疗

营养状况评估，换句话说就是看你营养够不够。营养状况并不是单纯靠我们说的胖瘦来评判的，我们经常看到体格肥胖的患者被评为营养不良。要是营养不良，你的手术医生可是要犯愁咯！因为它与你术后恢复得好不好密切相关。术前护士会采用营养风险筛查（NRS-2002）评估量表对你进行全面的营养风险筛查。如果筛查到有营养风险，就会对你进行营养支持治疗。

营养支持治疗方面，首选肠内营养支持治疗，就是先以吃为主，吃优质高蛋白的、有营养的食物。实在不行的话就只有换其他方式了，比如静脉输入营养液之类的，也叫作肠外营养。

3. 贫血纠正

要是查到你贫血了，那纠正贫血也是非常重要的事，因为术前贫血与术后并发症的发生概率有关。大家听到还是有点吓人哈，不要虚，有康康在保护你，只要你认真配合医生口服或者静脉补充铁剂，补充足量的能量和优质蛋白质，就可以快速纠正贫血啦！

4. 控制血糖、血压

血糖、血压的控制也是相当重要的哦！推荐糖尿病患者将血糖控制在 10.0mmol/L 以下，同时我们也要警惕低血糖的发生。围手术期血糖＞ 11.1mmol/L 与不良手术结局相关，当血糖超过理想范围时，应及时报告医生，遵医嘱进行降糖治疗。高血压患者应遵循医嘱监测血压。如患者血压维持稳定，围手术期应继续常规口服降压药物。如血压不稳定，就要及时与医生沟通，调整用药。

5. 术前禁食禁饮

大家肯定都会关心，我们术前一天是不是一点东西都不能吃呢？

不！不！不！答案是否定的。

传统观点认为，术前 10 ～ 12 小时应开始禁食，但长时间禁食会使患者处于代谢应激状态，可致胰岛素抵抗，不利于降低术后并发症的发生率。术前 2 小时之前摄入清亮液体不会增加胃内容物，不降低胃液 pH 值，也不会增加并发症的发生。缩短术前禁食时间，有利于减少手术前患者的饥饿、口渴、烦躁、紧张等不良反应，有助于减少术后胰岛素抵抗，缓解分解代谢，甚至可以缩短术后住院时间。

因此，除合并胃排空延迟、胃肠蠕动异常或需急诊手术等患者外，建议将禁饮时间延后至术前 2 小时，在此之前可口服清饮料，包括清水、糖水、无渣果汁、碳酸类饮料等，不包括含酒精类饮品。这些碳水化合物有助于减少恶心和呕吐的发生。

禁食时间延后至术前 6 小时，在此之前，患者可进食淀粉类固体食物，也可食用牛奶、肉汤等，其胃排空时间与固体食物相当。但是油炸、脂肪及肉类食物要排除在外哦，进食它们后则需要更长的禁食时间才能进行手术。

等等，听到这儿，大家是不是开始“打脑壳”了。康康来给你们通俗易懂地总结下，其实前面讲了这么多就是一句话的事儿：胃肠没问题的、非糖尿病患者术前禁食 6 小时，禁饮 2 小时，术前 2 ～ 3 小时饮用 12.5% 碳水化合物饮品总量≤ 300mL。

听了康康科学的解释，大家是不是不再困惑，不再害怕术前吃东西会对自己产生不好的影响呢?

6. 术前疼痛指导

此外，怕痛的病友们看过来！你们最关心的是手术痛不痛的问题，康康也为你一并解释哈！

手术前，护士会进行疼痛宣教，让患者阅读疼痛宣教材料、了解术后无痛的重要性，指导患者了解疼痛评估方法，如 NRS 疼痛数字评分法及面部表情评分等，帮助患者准确地表达自己真实的疼痛程度，这对术后疼痛管理至关重要。

7. 术前康复指导

（1）深呼吸咳嗽

术前指导患者深呼吸咳嗽的方法，教会患者家属按压腹壁切口的方法，协助患者术后有效咳嗽和保护伤口。术后进行有效的深呼吸咳嗽，有利于术后肺功能康复，减少术后肺部并发症和静脉血栓的发生。

（2）静脉血栓预防操

①踝泵运动

第一个是踝关节屈伸运动，在无痛感或微微疼痛的范围内，最大限度地向上勾脚尖，让脚尖朝向自己，保持 3 ～ 5 秒，再最大限度向下绷脚尖，保持 3 ～ 5 秒，以上动作为一组。双脚可交替或同时进行。踝关节屈伸运动每次做 20 ～ 30 组，每天做 3 ～ 4 次。

第二是踝关节环绕运动，以踝关节为中心做踝关节 360° 环绕。环绕运动频率和屈伸运动相同。运动频率可根据患者的活动耐受能力适当调整。

②股四头肌功能锻炼

第一个是绷腿锻炼。仰卧，绷直双腿，膝关节尽量伸直，大腿前方的股四头肌收缩，踝关节尽量背伸，保持 10 秒，再放松休息 10 秒，以上动作为一组。双腿可交替或同时进行。

第二个是抬腿锻炼。仰卧，伸直腿，抬高下肢至 20cm 左右高度，维持 5 秒，缓慢直推放下，以上动作为一组。双腿可交替或同时进行。

绷腿锻炼和抬腿锻炼，每天 3 ～ 4 次，每次 20 ～ 30 组。运动频次可根据患者的活动耐受能力适当调整。

（3）盆底功能训练

护士示范臀肌收缩和舒张活动（类似小便解到一半憋着暂时不解的感觉），让患者感受臀肌收缩和舒张，并学会该活动，便于术后进行盆底功能锻炼，增强盆底功能。

⊙ 二、术后部分

当你手术顺利完成，回到病房后，康康对你的关爱可是一点没减少，反而越来越多哦。怕痛的病友不要担心，对于术后疼痛的管理康康会更上心的。因为它可是我（ERAS）的重要工作内容，理想的术后镇痛目标包括：良好的镇痛效果，运动相关性疼痛 NRS ≤ 3 分；减少止痛药物使用的相关不良反应；促进患者术后肠道功能恢复；促进术后早期经口进食及离床活动。

1. 疼痛护理

（1）疼痛评估。鼓励患者主动表达疼痛的感受，根据实际情况综合选择“NRS 数字评分法”及“面部表情评分”等多种方法持续性动态评估、准确记录自己疼痛的感受，为医生进行无痛治疗提供依据。在患者使用止痛药物后，评估疼痛缓解的情况，具体时间为静脉给药 15 ～ 30 分钟后、口服用药 1 ～ 2 小时后。

（2）多模式镇痛。康康倡导多模式镇痛方式，即多种镇痛方式、多种非阿片类药物联合使用，比如自控式镇痛泵（PCA）。

在实现理想的术后镇痛效果的前提下，减少阿片类药物的使用，保证 ERAS 其他各项内容得以有效落实，包括术后早期活动、早期进食、减少术后恶心与呕吐（PONV）发生率。

2. 术后饮食指导

什么？做了手术不打屁就可以吃东西啦？

康康发现经常会有手术患者问：术后是不是要“打屁”（肛门排气）后才能吃东西呀？其实关于这个问题，早就打破传统的观念啦。只要你的手术没有涉及肠道，术后是可以科学合理地进食的。下面就让康康来为你讲解早期进食的方法与好处吧！

术后早期进食能够保护肠黏膜功能、促进肠道功能恢复、防止菌群失调和异位、减少围手术期并发症，并且不会增加肠瘘、肺部感染发生率，也不影响切口愈合。因此，医护人员会指导你早日进食哦。

（1）常规妇科术后，患者麻醉清醒后无恶心、呕吐即可饮温开水 10 ～ 15mL/h，术后 24 小时内开始进食流质饮食，肛门排气后 3 ～ 5 天逐渐过渡到普食（这里说到的流质饮食就是我们平时说的汤类食物，比如米汤、婴儿米粉汤，排气前不饮用糖水、牛奶及豆浆等容易产气的液体；半流质饮食比汤类稍浓稠一点，比如米糊、玉米糊、蛋花之类；普食就是指我们的正常饮食啦）。

（2）告知小伙伴们一个秘密：平时不起眼的口香糖在术后可是能起大作用的呢，术后一日患者可以咀嚼口香糖，这种“假饲”行为可以促进肠蠕动功能恢复，缩短首次排气排便时间，减轻腹胀。

（3）经口能量摄入不足，少于推荐摄入量的 60% 达 3 ～ 5 天时，营养医师就会为你添加口服肠内营养制剂，必要时静脉补充营养液，为你的顺利康复保驾护航。

总的来说，康康想要表达的核心意思就是，推荐患者术后一日咀嚼口香糖；医务人员会为你做好饮食指导；鼓励早期进食。病友们，听到这里你是不是都明白了呢。

3. 术后活动指导

聊完饮食指导，康康又要为你介绍下一个内容啦，那就是手术后什么时候才能活动呀，也有病友担心活动的时候会不会把伤口牵拉到哟？其实呀，大家的担心大可不必，因为我们介绍的活动指导都是有科学依据的，不仅不会扯到伤口，反而还给大家带来很多好处呢，下面就听康康细细说来哦。

（1）体位

患者返回病房后，无须去枕平卧，可根据患者实际情况选择平卧或适当抬高床头，鼓励患者进行床上活动，如翻身、活动四肢。

（2）床上活动

床上活动最主要的方式就是下肢主动运动，其中应用最为广泛的方式是踝泵运动或踝关节锻炼（AE），包括踝关节屈伸和环转动作，可提高 38% 股静脉血流速度，减轻静脉血液淤滞。此外，主动 AE 联合深呼吸效果更佳。

下肢被动运动方式有：①下肢肌肉按摩，按摩或挤压小腿肌肉；②被动踝泵运动，适用于术后麻醉作用未消失、疼痛较重及身体状况较差的患者；③被动运动装置辅助按摩或运动，可以提升患者运动的依从性、保障运动量。

（3）早期下床活动

术后早期下床活动有助于减少呼吸系统并发症、减轻胰岛素抵抗、促进胃肠道功能恢复、减少肌肉萎缩、降低静脉血栓栓塞症（VTE）风险、预防腹胀、缩短住院时间。充分的术前宣教、理想的术后镇痛等均有助于患者术后早期下床活动。

鼓励患者在术后 24 小时内尽早离床活动。术后一日，如果患者能忍受疼痛，生命体征平稳，可以先练习坐在床上，如果头不晕，可以过渡到床边坐，最后再下床站立或在床边行走。早期下床活动要注意安全，应有陪护在旁，防止患者因直立性低血压致头晕或双下肢无力发生跌倒。

在医护人员的指导及家属的陪伴下，术后活动须循序渐进，以患者不感觉累为度，逐渐增加活动量。留置导尿管及引流管者，应妥善固定引流袋，预防管道脱落。必要时会提供相应的辅助工具，保障患者安全。

4. 营养指导

同第六章第二节“营养治疗”。

第三节　盆底肌康复

⊙ 挥别尿潴留！凯格尔运动助你重获小便自由！

大家有没有听说过盆底肌功能锻炼呢，它还有另外一个名字叫凯格尔（Kegel）运动，这项运动是 1948 年美国医生 Kegel 提出的，他后来为预防子宫颈癌术后发生尿潴留又进行了改编设计。说到这儿，大家肯定又对子宫颈癌术后发生尿潴留的情况产生了兴趣。

它是什么？

又是因为什么原因发生的呢？

做了凯格尔运动又会使尿潴留的情况发生什么改变呢？

别急别急，康康接下来一并为你解答哦！

尿潴留，是指子宫颈癌术后患者的小便潴留在膀胱而不能自主排出。它是子宫颈癌术后常见的并发症之一。

尿潴留发生的原因：膀胱功能主要由交感神经（腹下神经）和副交感神经（盆内神经）支配。两种神经纤维汇合为盆神经丛走行于子宫主韧带、宫骶韧带及膀胱子宫颈韧带等部位。子宫颈癌广泛性子宫切除术需切除一定范围的子宫颈旁和阴道旁组织，所以支配膀胱的神经就会不可避免地被伤及而影响顺利排尿。此外，子宫颈癌术后膀胱颈因失去支撑而后缩于阴道残端后，此时尿道后段与膀胱底形成锐角，增高了流出道阻力而影响排尿。

以上，康康从医学的专业角度为大家解释了子宫颈癌术后发生尿潴留的原因。简而言之，在进行广泛性子宫切除术时，为了保证足够的手术切除范围，不可避免地会切断一些支配小便排出的细小神经，再加上其他多种原因导致的膀胱麻痹、膀胱颈位置的改变等综合因素，共同导致了尿潴留。

针对尿潴留的问题，凯格尔运动就能帮到我们啦！盆底肌肉锻炼（PFMT）又称为凯格尔运动，即患者进行腹肌、外阴和盆底肌的收缩训练。也就是说，在围手术期间不能让这些相关的肌肉群“偷懒”，“偷懒”太久它们就会忘记该怎么工作啦。这就好像你一年不上班，再回到工作岗位上，是不是业务也生疏了呢？

盆底肌肉锻炼具体方法如下。锻炼前患者需要排空膀胱，找到盆底肌的正确位置，即围绕阴道、尿道和肛门周围的肌肉群，然后围绕它们进行收缩和舒张锻炼，先收缩肛门，再收缩阴道、尿道，收缩时间持续 3 ～ 5 秒，放松 3 ～ 5 秒，对于刚开始进行锻炼的患者，每次收缩的时间不能低于 3 秒，收缩时保持呼吸平稳，不憋气，并且大腿、腹部和腰部肌肉处于放松状态。每天早中晚进行 3 次锻炼，每次锻炼时间为 10 ～ 20 分钟，该锻炼不受体位影响，在卧位、坐位、站位时均可进行锻炼，且体位并不影响治疗效果。住院期间，责任护士会定期提供指导和培训哦！

第四节 血栓管理

⊙ 挑战大魔头：预防静脉血栓栓塞症的三大法宝

大家好，我就是传说中的大魔头，医学界称我为静脉血栓栓塞症（VTE）。我有两个儿子，老大叫深静脉血栓（DVT），老二叫肺栓塞（PE）。它们两个可不得了，是盆腹腔手术后的严重并发症，也是恶性肿瘤患者围手术期死亡的第二大原因，是医生们很为之头痛的两个小魔头。

妇科恶性肿瘤患者 VTE 风险较妇科良性疾病患者大约高出 14 倍。子宫颈癌术后患者可是我最喜欢攻击的人群，要是你属于这类人群，可得关注我哦，小心我先下手为强！

有人问我是从哪里来的，嘿嘿，悄悄告诉你，我的出生可是要满足三大条件：①血管内皮 / 内膜损害或功能障碍；②异常血液淤滞；③血流缓慢。

这三大条件只要满足其中 1 个，就为我的出生创造了良好的条件。要是 3 个都满足，那就不好意思了，我肯定就会盯上你啦！

除此以外，我还喜欢攻击三大类人群。第一类就是恶性肿瘤患者；第二类是高龄、有合并症及并发症（感染、肺部疾病、肾脏疾病等）、术后制动、肥胖、既往有 VTE 病史和留置静脉通路的患者；第三类是手术、化疗、放疗、激素治疗、应用促红细胞生成素、有输血史的患者。

怎么样，我厉害吧？以上容易中招的患者请给我来一打！

不过也有人老是不想让我得逞，在我出生的道路上设置了重重阻碍。那就是医院的医护人员，简直就是我的头号天敌。他们把我的老底摸得清清楚楚，根据我出生的条件做了很多的预防工作。

预防我的三大法宝就是基础预防、机械预防、药物预防。下面听我来详细介绍下吧。

⊙ 一、血栓筛查

患者到医院后，医护人员首先会对他们进行血栓风险分级评估，他们把它叫作 Caprini 评分。Caprini 评分是根据危险因素和赋值计算总分，风险分级可以划分为低危（0 ～ 1 分）、中危（2 分）、高危（3 ～ 4 分）和极高危（≥ 5 分）。

⊙ 二、预防

静脉血栓重在预防！

（一）基础预防

要是筛查出极高危患者，医生们的预防措施等级就会大大加强了。特别是对子宫颈癌术后的患者，医生会鼓励她们尽早下床活动，还教会她们卧床期间进行踝泵运动（AE），其动作要点如下。

平卧位：吸气上勾脚尖，呼气下绷脚尖。每个动作坚持 3 ～ 5 秒，每次以 10 分钟最佳，每日 4 ～ 5 次（三餐后和睡前）。

讲到这里大家可能又要疑惑了，动脚就动脚吧，怎么还跟呼吸扯上关系了呢？那是因为下肢静脉血液回流，除了依赖于静脉周围肌肉群产生收缩时的挤压作用，也依赖于呼吸运动时胸腔的负压作用。股静脉和门静脉的血流速度在深呼吸过程中随呼气而上升、吸气而降低。反之，肺部血管和上、下腔静脉的血流速度随着吸气而增加；胸腔内负压随吸气而增加，使血液被吸入心脏。同时，腹部静脉在膈肌收缩时受到压迫，由于逆行静脉流动受阻，呼吸时胸腔和腹腔内压力的改变有助于静脉回流。

所以，踝泵运动（AE）配合有节律的深呼吸，预防血栓的效果就更加明显啦！

（二）机械预防

机械预防就是采用各种辅助装置和器械，促进下肢的静脉回流，以减少静脉血栓发生，它主要包括以下两种模式。

1. 间歇式充气加压装置（IPC）。通过加压泵装置从远心端到近心端有序充盈，产生生理性机械引流效应，加快血液流动，促进静脉血液和淋巴液的回流。简单来说，这种模式就是让你享受气压循环加压按摩的同时还能预防血栓。

2. 逐级加压袜（GCS）。它通过朝足踝至腿部施加梯度压力，促进血液从浅静脉经穿支静脉流向深静脉，增加深静脉血流速度和血流量。

以上两大物理预防措施在预防血栓方面可是战功赫赫，但是并不是所有人群都适用哦！特别提醒，伴有以下症状或疾病的患者不推荐机械预防。

（1）充血性心力衰竭、肺水肿；

（2）下肢存在局部情况异常，如皮炎、感染、坏疽、近期接受过皮肤移植手术等；

（3）新发的 DVT、血栓性静脉炎；

（4）下肢血管严重动脉硬化或其他缺血性血管病、下肢严重畸形等；

（5）严重的下肢水肿慎用，应在查明病因后权衡利弊应用。

（三）药物预防

当筛查出高危、极高危的患者，特别是我喜欢攻击的那三大人群时，医生还会联合药物预防来对付我，比如常用的抗血栓药物——低分子肝素等。

以上介绍的预防血栓的三大法宝让我的出生变得遥不可及，这不是要对我进行惨无人道的种族灭绝吗？

就这些已经让我够惨了，那些可恶的医护人员生怕我死灰复燃，在患者入院、住院期间、出院各个环节，尤其是出院阶段，还要向她们提供 VTE 预防的各种健康宣教。其中包括我出生的满足条件，伴随有哪些症状，怎样有效地预防，以及我出生后可能产生的危害。他们让大家都重视我、关注我，生活在这样的聚光灯下，我真是无处遁形啊！

第八章 化学治疗

第一节 化学治疗简介

化学治疗，简称化疗。很多人听到“化疗”两个字，浮现在脑海里的大概是脸色苍白的虚弱患者抱着垃圾桶呕吐的画面，这应该是电视剧演绎肿瘤患者接受化疗的全国统一桥段了，因此给观众造成了可怕的“化疗”阴影。但事实上，不同化疗药物的致吐程度是不同的，而且不同病情的化疗方案也是不一样的。随着医学技术的进步发展，临床中越来越重视选择疗效相当但不良反应更低的治疗方案。当然，每一种癌症最优选的标准化疗方案一定是建立在大量高级别循证医学证据和临床研究之上的，可替代的优选方案也是有可靠的临床数据支撑才可能被写入指南或专家共识中，并非医生个人主观可决定。

化疗是针对恶性肿瘤全身性系统治疗的手段之一。化疗的作用原理是利用化学药物抑制癌细胞的增殖、浸润、转移，直至最终杀灭癌细胞。化疗药物的给药方式主要以静脉输注为主，其他途径包括腔内治疗（将化疗药物注入各种体腔内，例如胸腔、腹腔等）、椎管内化疗、动脉插管化疗。化疗、手术、放疗，被称为癌症的三大治疗手段，近年来靶向治疗、免疫治疗也在多个癌种的治疗中取得了突破性进展，显著改善了部分患者的预后。

我们先来了解子宫颈癌的化疗方式。

同步放化疗是与放疗同时进行的化疗，也称为增敏化疗。同步放化疗适用于早期到晚期各个期别的子宫颈癌患者。现代研究结果已证明，以铂类为基础的同步放化疗治疗效果优于单纯放疗。

新辅助化疗是指在手术前行 2 ～ 3 个疗程的化疗，目的在于缩小肿瘤体积，消灭微转移灶和亚临床病灶，使原来不能手术的患者获得手术机会。目前，主要用于局部肿瘤大的早期患者（如ⅠB3 期、ⅡA2 期）。新辅助化疗方案通常是以铂类为基础的联合方案。根据给药途径不同可分为静脉全身化疗和动脉介入化疗。

系统性化疗主要用于既不能手术也不能放疗的复发或转移性子宫颈癌患者。方案包括紫杉醇 + 顺铂 ± 贝伐珠单抗、紫杉醇 + 卡铂 ± 贝伐珠单抗等。

总体上来说，顺铂作为单药或与其他药物联合使用一直被公认为是子宫颈癌全身治疗的基础，也是最有效的化疗药物之一。同步放化疗中，一般在外照射期间予以顺铂 30 ～ 40mg/m^2，每周一次。对顺铂毒性不耐受的患者可替换成卡铂。

顺铂也是目前公认的对转移性子宫颈癌最有效的化疗药物之一。对于复发性或转移性的子宫颈癌，首选的化疗方案为：紫杉醇 + 顺铂 / 卡铂，同时可联合免疫治疗和 / 或靶向治疗药物（具体见靶向治疗和免疫治疗章节）。其他可选择的二线推荐化疗药物有：白蛋白紫杉醇、多西他赛、5- 氟尿嘧啶、吉西他滨、异环磷酰胺、伊立替康、丝裂霉素、拓扑替康、培美曲塞和长春瑞滨等。

一些少见的特殊类型子宫颈癌的治疗难度相对更大，如子宫颈神经内分泌癌、子宫颈胃型腺癌等。化疗适用于子宫颈小细胞神经内分泌癌的各个期别，无论是接受手术 + 辅助治疗的患者，还是接受同期放化疗的患者，后续均建议继续进行全身联合化疗，推荐化疗方案为顺铂或卡铂 + 依托泊苷。对于子宫颈胃型腺癌，参照《子宫颈胃型腺癌临床诊治中国专家共识》中的治疗推荐：无论首选手术还是放疗，均建议患者辅以化疗。化疗药物是一把双刃剑，在杀死癌细胞的同时，也会给人体正常细胞带来伤害。初始化疗的剂量是基于体表面积、体重、肾功能和肝功能等进行计算的。但值得重视的是，每一位患者对治疗的耐受性是不同的。因此，化疗中及化疗后都需要严密观察并监测化疗的副反应，避免发生严重的并发症是非常关键的，值得每一位患者重视。

肿瘤化疗的成功离不开抗肿瘤药的正确使用，以及正确处理肿瘤、药物及患者三者间的关系。

抗药性有天然抗药性和获得性抗药性之分，天然抗药性是指肿瘤细胞对抗肿瘤药天然地不敏感，而获得性抗药性是在用药过程中逐渐产生的，是肿瘤化疗失败的重要原因之一。适当的联合应用化疗药物，不仅可提高疗效，一定程度上亦可避免抗药性的产生。另外，化疗药物的剂量也是影响最佳疗效的重要因素，给药剂量通常是根据患者的体重或体表面积计算的，因此，患者每次化疗前须测量身高、体重，这是尤为重要的。

对于骨髓储备能力下降的患者（年龄＞70岁，接受过腹、盆腔放疗等），给药剂量可能需要做相应的调整。

以下是子宫颈癌化疗中及化疗后的注意事项。

1. 过敏反应

紫杉醇注射液的过敏反应通常是由其中的助溶剂聚氧乙基代蓖麻油引起的。最常见症状包括面部潮红、皮疹，偶有严重不良反应，表现为血管神经性水肿、呼吸困难、低血压、全身荨麻疹、胸痛、心动过速等。过敏反应的发生和严重程度通常与用药剂量和治疗时间无关，严重的症状可出现于紫杉醇注射液滴注治疗的第 1 个小时内，且大部分发生在最初的 10 分钟，为Ⅰ型变态反应。目前应对紫杉醇注射液的过敏反应以预防为主，医生应严格按照说明书给予患者预防性药物，并且在输注紫杉醇注射液的前15分钟内，保持缓慢的滴注速度，一旦发生严重的过敏反应，应立即停药并给予地塞米松静脉注射、吸氧、输液等，必要时给予肾上腺素及升压药物。

卡铂的过敏反应较少见，常见迟发性过敏反应。卡铂过敏的高危因素包括既往化疗周期数、用药间隔等。卡铂化疗8周期及以上最易致敏；既往有其他药物过敏史的患者发生卡铂过敏的风险是没有药物过敏史患者的两倍；化疗周期间隔时间越长，发生卡铂过敏的风险也越高。因此，进行卡铂化疗时也需要严密监测，及时发现过敏反应并处理，以避免更严重的反应。减慢卡铂输注速度是减少卡铂过敏高风险患者发生过敏反应的重要措施。

2. 骨髓抑制

骨髓抑制是化疗药物最常见的剂量限制性毒性反应，其中中性粒细胞降低是最常见的骨髓毒性，常发生在化疗后的7～14天，并且会持续3～10天，甚至更长时间。与中性粒细胞下降相比，血小板的减少相对少见，但它可能是卡铂的主要毒性反应。通俗来讲，白细胞就是人体的免疫细胞，其数量严重降低代表抵抗力差，可能进一步导致严重感染；血小板减少则与人体凝血功能下降相关，严重或可导致消化道或颅脑或其他重要部位的自发性出血，可能会出现短时间内危及生命的情况。因此，一定要在化疗后动态监测患者血常规，保证其一周至少完成 2 ～ 3 次血常规的检测，并且医生一定要根据检查报告决定是否需要给予患者相关治疗。此外，患者自己如有不适症状，应该及时到就近医院就诊。

3. 胃肠道毒性

恶心、呕吐是胃肠道毒性的典型表现，多发生在化疗后，急性期发生在开始化疗的 1 小时内，但持续时间往往小于 24 小时。另外，延迟期则发生在化疗后 1 天，并且可能持续数天。可根据个体情况行适当的对症治疗。目前的止吐方案，几乎可以使患者不发生呕吐。另外，腹泻、口腔黏膜炎、胃肠炎也是胃肠道毒性的潜在问题。

4. 脱发

脱发是抗肿瘤药物最常见的不良反应之一，常给患者心理上、情绪上造成伤害。脱发是化疗药物损伤毛囊所致，通常发生在用药后 1 ～ 2 周，2 个月内最为显著。化疗导致的脱发只是暂时的，通常在治疗结束后的 1 ～ 2 个月，头发又会开始生长。

5. 肾毒性

肾毒性是顺铂最常见的毒性。因此，使用顺铂前后需水化和碱化尿液以减少肾功能的损伤。通常在化疗期间，患者需大量饮水。

以上是子宫颈癌化疗中的常见毒性反应，了解毒性反应可以帮助我们更好地理解化疗的不良反应，针对性地给予预防处理和宣教，保证患者用药安全，同时也能帮助患者更积极地配合治疗。

第二节　用药途径

子宫颈癌化疗药物的用药途径主要分为两类：静脉输注给药、动脉介入化疗。

⊙ 一、静脉输注化疗（全身化疗）

临床上多采用静脉输注给药，也就是大家说的静脉输液化疗。随着医疗技术的发展，静脉输液的方式不断更新，传统的外周使用的钢针、留置针对于化疗药物的输注来说是相当危险的，外周输注有药物外渗的风险。因为化疗药物大部分都是刺激性非常强的液体，一旦发生渗出可能会导致局部皮肤出现红肿、皮下硬结及轻中度的疼痛，甚至剧烈的烧灼感，严重者可出现皮肤及皮下组织溃疡、坏死，甚至残疾。

大家听到这里是不是觉得好可怕呀，化疗药物怎么会这么恐怖！其实，随着现代医学的发展，静脉输液技术也取得了令人意想不到的成绩。

下面就听我为大家介绍化疗药物输注方式的三大“神器”。

第一大神器：中心静脉导管（CVC）

中心静脉导管（CVC）经皮肤穿刺锁骨下静脉、胸壁段腋静脉、颈内静脉和股静脉等，并沿血管走向穿行直至导管尖端位于中心静脉（上腔静脉、下腔静脉）。CVC 中心静脉导管可保留 1 个月。

第二大神器： 经皮穿刺中心静脉导管（PICC）

经外周静脉置入的中心静脉导管（PICC）经上肢贵要静脉、肘正中静脉、头静脉、肱静脉穿刺置管，且导管尖端位于上腔静脉。PICC 导管可以保留数月，最长可达 1 年。PICC 在治疗间歇期，至少需要每 7 天维护一次。

第三大神器：输液港（PORT）

输液港（PORT）是一种完全植入人体内的闭合静脉输液系统，包括尖端位于上腔静脉的导管部分及埋置于皮下的注射座。输液港的注射座位于皮下，美观、隐形、不影响化疗患者的日常生活，且留置时间长，可留置数月，最长可达 10 年。这为患者免去了反复穿刺的痛苦。PORT 在治疗间歇期，应至少每 4 周维护一次。

以上三大“神器”非常安全，最大程度地减少了化疗药物渗漏的风险，患者可以根据自身情况和肿瘤的类型选择相应的血管通路，简直就是化疗患者的福音啊！

⊙ 二、动脉介入化疗

为了提高抗肿瘤药物在肿瘤组织局部的有效浓度，可采用动脉内给药化疗。动脉内给药化疗对于一些器官肿瘤的确比静脉给药更具优势，其药物在肿瘤部位首过能达到提高疗效和降低不良反应的效果，对于局部晚期的子宫颈癌，介入化疗后肿瘤缩小，可提高手术切除率及患者对放疗的敏感性。

第三节　化疗不良反应之白细胞减少

我们人体血液的成分主要有血浆和血细胞，而血细胞又分为三大家族——白细胞、红细胞和血小板。这三大家族成分不同，主要职责功能也不同。血液是循环系统的重要组成部分，有运输、保持机体稳态、调节人体新陈代谢的作用。

化疗常见的不良反应之一就是骨髓抑制（即血液学毒性），也就是骨髓的造血功能受到抑制，三大家族势力受到化疗药物的影响，直接表现就是患者外周血中的白细胞、血小板和红细胞数量减少，这会给患者的身体健康带来极大的危害。所以仔细了解这三大家族的成员以及发生骨髓抑制后的应对策略可是非常重要的哦。下面我们就先介绍下白细胞减少的相关内容吧。

白细胞是血液中重要的血细胞，是一类无色有核的血细胞，在血液中一般呈球形。当病原体入侵人体的时候，白细胞就会吞噬或者杀伤病原体，因此白细胞是我们人体防御系统的重要组成部分，是保护人体健康的卫兵。当放化疗引起白细胞数量下降，人体的防御系统兵力不足，无法有效对抗病原体时，人体就很容易发生感染性疾病。其中中性粒细胞是衡量患者抵抗力及是否感染风险的重要指标。

白细胞减少在化疗数天后才会表现出来，此时外周血中的血细胞计数开始下降。如子宫颈癌化疗方案中最常用的紫杉醇，其导致白细胞数量处于最低点的时间多在用药后的7～9天，而卡铂导致白细胞数量降至最低点的时间多为用药后的第17～21天，在第28天左右时白细胞含量将逐渐恢复。所以在化疗开始的一个月之内一定要做到每周至少监测两次血常规哦，以防白细胞减少，不能及时处理，给自己带来风险。为什么这么说呢？我们来看看白细胞减少的危害吧。

白细胞是人体免疫的战士，是人体对抗外来病菌的第一道防线。轻微白细胞减少患者，无明显症状；中度及重度白细胞减少患者，常表现为疲惫无力、头晕、食欲减退等非特异性症状。此时一旦外界病菌乘虚而入，极易引起呼吸道、消化道及泌尿道感染，患者可能会同时伴有一定程度的发热、黏膜坏死性溃疡等症状，还可能会出现严重脓毒症、败血症和感染性休克。

听了以上的介绍，大家是不是意识到一定要在化疗期间按时检查血常规了呢？对于轻微的白细胞减少，患者是没有明显感觉的，如果我们能在这个阶段监测到并且及时用药，就做到了防患于未然！

此外，我们也需要多关注白细胞容易减少的高危人群，如年龄＞65岁且需要接受足剂量强度的化疗；既往化疗或放疗时发生持续性中性粒细胞减少；肿瘤累及骨髓；近期做过外科手术，有开放性创伤；肝、肾功能不全；既往发生过白细胞减少；慢性免疫抑制（如HIV感染）；营养/体能状况差等患者。对于他们而言，需要增加血常规监测的频率，必要时遵医嘱预防性使用升白细胞药物。

如果发现患者白细胞数量已经下降，在使用升白细胞药物的同时还需要注意保持居住环境的干净卫生；避免接触花、其他植物、动物及有传染病的人群；减少不必要的探视，避免去人多的地方；保持自身良好的卫生习惯，做到饭后漱口及口腔护理。

第四节　化疗不良反应之红细胞和血小板减少

一、红细胞减少

红细胞是血细胞中的第二大家族，是血液中数量最多的血细胞。成年女性红细胞为 $3.5\times10^{12}\sim5.5\times10^{12}$/L。红细胞内的蛋白质主要是血红蛋白（Hb）。成年女性 Hb＜110g/L 即可诊断为贫血。化疗患者骨髓的造血功能受到了抑制，红细胞数量减少，Hb 下降，人体不同系统就会相应出现不同程度的症状。

血红蛋白的主要作用是携带氧气。经呼吸道进来的氧气通过肺组织进入血液，然后和血红蛋白结合在一起，随血液流到全身各处组织器官，在组织器官内释放出来，供组织器官利用。因此，当血红蛋白偏低时，也就是体内发生贫血时，血液携带氧气的能力会下降，全身各处组织供氧就不足，无法正常工作，人体就会出现乏力的症状，具体表现为稍微干点儿什么都会气喘吁吁。

接下来我们来了解一下血液中红细胞减少后，身体可能出现的一系列变化吧。

一般表现：疲乏、困倦、软弱无力为贫血最常见的症状，可能与骨骼肌氧的供应不足有关。皮肤黏膜苍白是贫血最突出的体征，因为在贫血状态下，机体为保证重要器官的供血、供氧，会通过神经－体液调节使血液重新再分配，相对减少皮肤黏膜供血。

神经系统表现：由于脑组织缺血、缺氧，无氧代谢增强，能量合成减少，患者常出现头晕、头痛、耳鸣、眼花、失眠、多梦、记忆力下降、注意力不集中等症状。

呼吸系统表现：由于血红蛋白含量减少，血液携氧能力下降，患者常出现呼吸加快甚至不同程度的呼吸困难。

心血管系统表现：患者常出现心悸、气促，且活动后明显加重。

消化系统表现：胃肠黏膜缺氧可致消化液分泌减少和胃肠功能紊乱，患者可出现食欲不振、恶心、胃肠胀气、腹泻、便秘。

泌尿系统表现：由于肾脏、生殖系统缺氧，部分患者可出现轻度蛋白尿及尿浓缩功能减退，表现为夜尿增多。女性贫血患者可发生月经失调，表现为闭经、月经过少。

以上是红细胞减少可能出现的症状，是不是觉得红细胞的作用非常重要呢？所以做好预防工作可是很重要的。

首先就是吃好，患者宜进食高蛋白、高维生素、含铁丰富的食物，例如猪肝、猪血、瘦肉、苹果、菠菜等。叶酸和维生素 B_{12} 缺乏者，应遵医嘱及时补充叶酸和维生素 B_{12}，定期复查。

如果已经诊断为贫血，还需要进一步检查贫血的类型。其中，缺铁性贫血最为常见，治疗以补铁为主，包括口服补铁和静脉输注补铁。另外，输血治疗是治疗肿瘤化疗相关性贫血的另一种方式，但须严格掌握输血指征，因为输血可能有过敏、传染血液传播疾病等风险。

贫血患者非常容易出现头晕、乏力等情况，尤其在如厕或改变体位时，极易跌倒，所以应注意在日常生活中多请他人陪同，避免发生跌倒。

⊙ 二、血小板减少

接下来我们再介绍血细胞中的第三家族，那就是血小板。

血小板虽然说是血细胞，但是没有细胞核，它是从骨髓中的巨核细胞上脱落下来的、由细胞膜包裹起来的细胞质。

血小板的主要作用是参与止血。当人体发生创伤时，血小板会聚集到受伤的部位，形成一个血小板团，对破损的血管进行初步修补，阻止其继续出血。随后血小板与凝血因子一起形成一个坚固的止血栓子，进一步修补受损的血管。放化疗引起血小板减少后，人体发生创伤时就没有足够的血小板形成栓子来修补受损的血管，出血时间就会延长，出血量也就更大，严重者会有生命危险。

患者血小板减少时需要特别注意观察有无出血倾向，如皮肤瘀点、紫癜、鼻腔出血、牙龈出血、咯血、便血、血尿等表现。血小板数量过低时，如血小板$< 25 \times 10^9/L$，要避免进食硬物和可能刮伤消化道引起出血的食物。此外，还要尽量避免做用力的动作，如使劲儿咳嗽等，因为这可能会诱发自发性颅内出血。因此要注意观察患者意识、头痛、肢体活动等，及时发现异常征象。

对于已发生肿瘤化疗相关性血小板减少症（CIT）的患

者，医生会进行仔细的个体化评估，考虑有效的升血小板治疗措施，如采用重组人白介素 -11（rhIL-11）或重组人血小板生成素（rhTPO）治疗，还有其他升血小板药物的治疗。使用重组人血小板生成素时，应密切监测血小板计数。必要时输注血小板以减少相关的出血风险。

除此之外，患者在日常生活中还需要注意：尽量不参加有可能受伤引起出血的活动，不要磕碰，确保不受伤，保证自身的安全；日常活动时，动作尽量轻柔，如用温水、软毛刷刷牙等；避免剧烈运动，避免肢体与硬物碰撞，预防跌倒；注意饮食调理，营养均衡。

第五节　化疗不良反应之皮肤反应

⊙ 一、过敏反应

过敏反应是使用紫杉醇注射液最常见到的不良反应之一，而其发生机制与紫杉醇注射液的配制溶剂密切相关。紫杉醇为亲脂性药物，难溶于水，目前临床所使用的紫杉醇注射液溶剂为聚氧乙基代蓖麻油 - 无水乙醇。聚氧乙基代蓖麻油为一种抗原物，进入机体后可刺激机体产生免疫球蛋白，并黏附于肥大细胞和嗜碱性粒细胞上引起细胞渗透性增加，释放组胺等生物活性物质，生物活性物质作用于心血管、平滑肌和外分泌腺，引起患者血压下降、心率加快、毛细血管通透性增加，导致Ⅰ型过敏反应的发生。紫杉醇酯质体借助卵磷脂等材料包裹紫杉醇可改善其溶解性，从而降低过敏反应。研究显示，相较于常规紫杉醇，紫杉醇酯质体在有效率与疾病控制率方面无明显差异，但在致骨髓抑制、肌肉关节疼痛等不良反应方面相对较轻。白蛋白结合型紫杉醇以纳米微粒白蛋白为载体，不需要使用特殊溶剂，并且可在肿瘤组织内部产生更高的紫杉醇局部浓度，在提高了疗效的同时降低了不良反应的发生率。

根据临床表现，过敏反应可分为轻度过敏反应、重度过敏反应和过敏性休克。研究显示，国外报道的紫杉醇类药物致过敏反应发生率为39%，国内报道的紫杉醇类药物致过敏反应发生率为11%～20%，其中重度过敏反应的发生率大约为2%。轻度过敏反应的常见表现为皮疹、皮炎、荨麻疹、血管神经性水肿和发热。重度过敏反应的常见表现为心慌、心悸、低血压、胸闷、支气管痉挛和呼吸困难。过敏性休克较少见，主要表现为口唇发绀、大汗淋漓、面色苍白、烦躁不安、心率加快、喉头水肿、四肢发冷、四肢肌肉强直、呼吸停止、无法测得血压等，严重者甚至会走向死亡。

有研究显示，多西紫杉醇导致的过敏反应常发生在开始滴注的几分钟内，发生率约为26%。关于紫杉醇注射液致过敏反应的文献报道，患者过敏反应的发生出现在静脉滴注给药后的 10 分钟内，其中静脉滴注给药后的 5 分钟内多出现重度过敏、过敏性休克，提示过敏反应为速发性。因此在患者输注开始的前 15 分钟内，要保持缓慢的输注速度，要严密观察患者反应，床旁备好氧气装置，并向患者和家属做好相关宣教，一旦患者出现异常，立即关闭输液开关，给予进一步处理。

⊙ 二、皮肤毒性反应

皮肤毒性反应为紫杉醇类药物不良反应中较少见的一种，主要表现为手、足部广泛分布红斑，少数见于臀部、脸部、胸部，可出现瘙痒和疼痛。有报道显示，多西紫杉醇所致的皮肤毒性倾向于发生在既往皮肤受到过损害（如光损害）的患者中。

⊙ 三、脱发

化疗后脱发是化疗常见不良皮肤反应之一，主要是由于化疗药物对人体头发毛囊细胞的杀伤作用。因为化疗药物除了杀伤肿瘤细胞外，对体内正常活跃的细胞也有杀伤作用，而人体的头皮细胞是生长活跃的细胞，因此使用化疗药物就会出现明显的脱发。

脱发的发生率与紫杉醇类药物血药浓度有关，当患者使用紫杉醇的剂量超过 200mg/m^2 时，脱发发生率为 100%。但是，通常治疗妇科肿瘤患者不会用到这么大的量，多为 135 ～ 175mg/m^2。绝大多数的脱发是暂时性脱发，患者停药后 1 ～ 2 个月一般可恢复。在治疗期间，患者可以根据自己的情况选择漂亮头巾、棉帽、假发等来装饰，减轻脱发带来的焦虑。

第六节　化疗不良反应之周围神经病变

经常有患者问化疗后出现了手麻、脚麻的情况，怎么办呢？别慌，这可能是周围神经不良反应，是化疗较为常见的化疗综合征，可能表现为不同程度的运动、感觉和自主神经功能障碍。

运动神经功能障碍表现为：手、脚的肌力减退，无力。

感觉神经功能障碍表现为：手、脚末端有疼痛或麻木感，有蚁爬感，手和脚像戴了手套或穿了厚棉袜一样，触感减低。

自主神经功能障碍表现为：手和脚冷热交替、出汗、皮肤苍白、变冷或发红发热、变嫩或角化过度、干燥易裂。

多项临床研究表明，50% ～ 70% 的患者在使用紫杉醇的治疗周期中，会出现剂量依赖性的外周神经毒性，包括感觉异常、灼热感、指端麻木、触觉减弱和肌肉关节疼痛，这些反应一般出现于用药后 24 ～ 72 小时，持续时间从数日到数月不等。紫杉醇类药物所致的神经毒性比较常见，难以防止，但大多为可逆性损伤。有研究表明，紫杉醇类药物所致的神经毒性预后较好，约 14%的患者在化疗结束或中断后数月内，不再出现相关症状。所以，对于轻度的神经毒性，一般不采用药物治疗，而对于中、重度神经毒性，一般采用神经生长因子等来减轻相关症状。

周围神经不良反应可分为 5 级：0 级无感觉，可正常生活；Ⅰ级感觉异常，手指 / 手、脚趾 / 脚出现麻木、刺痛、套袜子感，不影响日常生活；Ⅱ级有明显的感觉障碍，手脚无力，无法进行精细动作（如握笔、持筷子、扣纽扣等），影响日常生活；Ⅲ级有严重的感觉障碍，无法行走，需要使用轮椅、拐杖等助行器，严重影响日常生活；Ⅳ级瘫痪。

什么！最严重的会瘫痪！听到周围神经不良反应的分级，大家是不是觉得有点恐怖？其实在平时的化疗当中，发生的周围神经病变程度多为Ⅰ级，所以请大家不要过度恐慌哦！当你在治疗过程中出现双手和双足麻木疼痛、针刺感时，要及时告知医护人员，防止神经病变加重。

另外，对于手足麻木，要做到五防：防跌倒、防磕碰、防烫伤、防冻伤、防锐器伤。

选择大小、松紧合适的平底鞋，禁止穿高跟鞋、拖鞋外出；裤子不宜过长以防摔倒；避免受到压力及冷热的刺激，冬季做好保暖，洗漱尽量使用温水，避免接触冷水；外出尽可能戴手套，穿厚袜子，禁止长时间接触冷冻的物品，身处寒冷地方时减少直接接触铁质物品；房间内禁止放锐器，用棉垫包裹较硬且有棱角的家具，减少碰撞；对感觉异常部位多加按摩，在肢体允许的范围内进行主动活动，以保持和增加关节活动度，防止肌肉挛缩变形，改善局部循环，促进神经再生；选择易于消化并富有营养的软食，补充维生素 B_1（对保护神经系统有帮助）含量高的食物，如胚粉、大麦、青稞、小米等杂粮，大豆等豆类，白菜和坚果等。必要时可以适当使用营养神经药物改善手足麻木的症状。

第七节　化疗不良反应之胃肠道反应

⊙ 一、恶心、呕吐

恶心、呕吐是化疗过程中最常见的不良反应，往往使化疗患者非常不愉快，在肿瘤患者治疗中的发生率高达 70% 以上。

恶心、呕吐的发生机制目前仍不完全明确。现有观点认为呕吐是一种由呕吐中枢调控的多步骤反射过程，其发生机制主要包括两个方面：①外周途径：抗肿瘤药物刺激胃肠道黏膜释放 5- 羟色胺，通常表现为急性呕吐；②中枢途径：P 物质与位于呕吐中枢的神经激肽 1（NK-1）受体结合，通常表现为延迟性呕吐。

说到这里，大家可能就有疑问了，什么是急性呕吐和延迟性呕吐呢？说得太专业了，不明白。患者在化疗用药后 24 小时内出现的呕吐称为急性呕吐，在 24 小时以后出现的呕吐称为延迟性呕吐。延迟呕吐最长可以持续至化疗后的 5 ～ 7 天，铂类药物（顺铂、卡铂、奥沙利铂）导致的延迟性呕吐最常见。

严重的恶心呕吐可能导致患者厌食、水电解质代谢紊乱、营养不良等，给肿瘤患者带来严重的生理和心理负担。所以对恶心呕吐的预防和治疗就很重要，止吐药物可以有效预防和减轻化疗药物引起的恶心呕吐，常用的止吐药物有多种，包括 5- 羟色胺受体拮抗剂、类固醇皮质激素（地塞米松）、甲氧氯普胺和苯海拉明等。其中 5- 羟色胺受体拮抗剂是目前最常用、也是最有效的止吐药，包括格雷司琼、昂丹司琼、帕洛诺司琼等。

除了使用止吐药物以外，在饮食方面化疗患者宜吃清淡、易消化的食物；少吃多餐；避免吃过甜、过油腻、辛辣的食物；平时保持口腔清洁，增进食欲。当出现恶心感时，可以多做深呼吸、分散注意力，如听听舒缓的音乐、看书、与家人朋友聊天等，同时保持室内空气清新无异味。

必要时还可以寻求中医的帮助，如穴位按摩、贴中药穴位贴，这些中医疗法也可以达到减轻胃肠道反应，增强机体抵抗力的目的。

⊙ 二、便秘

便秘也是化疗过程中容易出现的胃肠道反应之一，它是指排便次数减少至每 2 ～ 3 天或更长时间 1 次，无规律性，大便干结，常伴排便困难。

便秘的原因之一是药物刺激，化疗药物直接刺激人体的胃肠黏膜，导致胃肠黏膜蠕动出现异常，胃肠功能紊乱，进而致患者便秘。另外化疗期间使用的止吐药物，也可引起胃肠蠕动减慢，从而导致排便困难。

如何缓解化疗后的便秘呢？

1. 适当运动

在身体状况许可的情况下，应尽可能做一些力所能及的活动。这样不仅可增加胃肠道的蠕动，也可调节心情，分散紧张的情绪，改善生活的质量。

2. 培养良好的排便习惯

按摩腹部也可帮助排便，每天起床后及睡前取平卧位，从上腹部至下腹部（以肚脐为中心）按顺时针方向进行打圈按摩 30 次，刺激穴位以调整脾胃功能，促进阴阳平衡，增加胃肠蠕动而推动排便，达到良好的健康状态。患者可定时进行排便锻炼：清晨起床后饮温水200mL，刺激肠道蠕动；每日早餐后排便，即使无便意也应定时蹲便，以养成定时排便的习惯，反复多次；在模拟排便过程中，将双手压在腹部，做咳嗽动作，以增加腹压，促进排便；同时集中精力，不要阅读报纸或做其他事情，养成良好的排便习惯；还可以使用药物对症处理，如口服乳果糖、外用开塞露等。

3. 使用药物

在化疗期间，由于胃肠蠕动功能减弱，食物无法被及时消化和吸收，进而引发便秘的症状，也有患者会出现腹胀等症状。一旦出现上述情况，可以在专业医生的指导下适当使用促胃肠动力的药物进行治疗，如多潘立酮片、盐酸伊托必利胶囊、枸橼酸莫沙必利片等，这类药物如果与其他药物搭配使用，须间隔一个小时以上。此外，在化疗期间，有的患者还会出现恶心等症状，可以使用微生态制剂类的药物进行治疗，如双歧杆菌四联活菌片等。

4. 饮食管理

患者宜进清淡、易消化饮食，少食多餐，同时增加食物花样，以增进食欲，也可以吃富含膳食纤维的食物，如糙米、豆类、薯类等，这些食物可以促进胃肠蠕动。多食用富含维生素的新鲜蔬菜、水果（如猕猴桃、苹果）。适当进食有润肠通便作用的食物，如蜂蜜、芝麻、核桃、花生等。鼓励化疗患者多饮水，保证每天饮水2000mL以上，特别是每日清晨空腹饮凉水或温水 1 杯，可以刺激胃肠蠕动，帮助排便。

第八节　其他化疗不良反应

⊙ 一、实质脏器的损害

1. 肝脏毒性

紫杉醇类药物进入人体循环后，主要经肝脏代谢，少量经肾清除，故肝毒性也是使用该药物时不可忽视的一个方面。肝毒性主要表现为谷草转氨酶、谷丙转氨酶、胆红素和碱性磷酸酶的轻微升高。一般为一过性，多发生于化疗后 7 ～ 14 天，停药并给予保肝治疗后很快恢复，关键在于及时发现。因此，在化疗前、中、后应定期做肝功能检查，一旦诊断明确，原则上立即停用可疑的药物和可能导致肝损伤的合并用药，但应充分权衡停药引起原发病进展和继续用药导致肝损伤加重的风险，根据药物性肝损伤的临床类型，正确使用抗炎、保肝、解毒药物。积极治疗原有的基础肝脏疾病，如慢性乙肝抗病毒治疗；改变不良生活习惯，如改善饮食结构、禁止饮酒，加强体育锻炼控制体重，防治脂肪性肝病。

2. 肾毒性

多数抗肿瘤药物及其代谢产物经肾脏排出体外，所以肾脏容易受到伤害。顺铂、甲氨蝶呤及亚硝脲类等药物可造成不同程度的肾功能损害，其中顺铂最为明显。在应用此类药物时应事先了解患者是否患有慢性合并症如高血压、糖尿病等，并对肾功能进行评估，同时应避免应用对肾脏损伤大的药物，应用这些药物时采取水化、利尿可减轻药物对肾脏的损害。

3. 心脏毒性

临床上大多数心脏不良反应是通过监测心电图、超声心动图或心肌损伤血清标志物来证实的，按常见不良反应事件评价标准（CTCAE）4.0 版来评估紫杉醇类药物的心脏毒性。有研究显示，使用紫杉醇类药物后出现的心脏不良反应主要包括心律失常、房室传导阻滞、心动过速、心包炎、心肌缺血和束支传导阻滞等，但这些不良反应多具有自限性，在用药结束后可自行恢复。其中，心律失常以心动过缓和心传导障碍为主。严重心脏毒性的发生率较低，在紫杉醇注射液抗癌治疗中，4、5 级心脏毒性事件的发生率约为 0.5%，发生率最高的是无症状心动过缓，并且有心脏病史或心脏危险因素的患者发生率明显高于无危险因素的患者。另一项研究显示，心脏毒性的发生率约为 14%，其中多为无症状的心动过缓，只有少数为室性心律失常或心传导阻滞。国内相关研究表明，紫杉醇类药物引起心律失常的发生率为 2.7%，心电图异常的发生率低于 5%。若患者患有器质性心脏病，如先天性心脏病、冠心病、高血压心脏病等，使用紫杉醇类药物发生房室传导阻滞的概率明显高于无器质性心脏病患者。

⊙ 二、肌肉关节疼痛

肌肉关节疼痛也是紫杉醇类药物不良反应中常见的一种，疼痛部位以双下肢，尤其是膝盖以下部位为主，少数患者会出现双上肢疼痛，极少数患者会波及脊柱、关节乃至全身，疼痛通常发生于给药后 2 ～ 3 天。据研究统计，肌肉关节疼痛的发生率约为 55%，有少量患者出现严重疼痛，可给予止痛对症治疗，一般数天内可恢复。患者因肌肉关节疼痛，双下肢肌力下降，发生跌倒的风险较大，因此，医者应告知患者和家属，化疗后一周是发生跌倒的高风险期，注意防范跌倒发生。

第九节　化疗期间自我护理

⊙ 一、营养管理

患者化疗后出现的食欲减退、恶心、呕吐等不良反应都是暂时的，一般 3 ～ 5 天或 1 周左右会好转。

很多患者和家属会很关注吃的问题——什么能吃？什么

不能吃?

从西医的角度来讲，饮食没有禁忌，但是建议少吃辛辣刺激食品、腌制食品（如香肠、腊肉等）。口味根据患者自身情况调整，可以适当吃些泡菜、豆腐乳等刺激食欲。

对于肿瘤患者而言，机体造血功能的好坏与营养状况密切相关。这主要是因为许多营养素，如铁、维生素 B_{12}、叶酸、维生素 B_6、铜等，都是造血的原材料。因此，患者营养状况欠佳，就会导致这些原材料缺乏，就像缺砖少瓦的房子住不了太久就会崩塌一样，营养素缺乏时产生的血细胞不仅数量减少，质量也大打折扣。

另有研究发现，肿瘤患者在接受抗肿瘤治疗期间，如果出现营养不良，则发生血液学毒性的风险将大大增加，包括红细胞、白细胞及血小板数量减少，严重时可引发感染、贫血、出血等，患者可能因此无法耐受抗肿瘤治疗，不得已减量或暂缓治疗，导致病情耽误。

因此，为维持肿瘤患者血细胞数量的正常，在抗肿瘤治疗期间，患者应密切关注自身的营养状况，保证充足适宜的营养摄入。

如何自我评估营养状况?

1. 饮食量评估

充足的饮食量是保证良好营养状况的基础，然而在肿瘤负荷，以及抗肿瘤治疗的不良反应的影响下，很多肿瘤患者无法正常饮食，膳食结构经常在普食、半流食、流食之间相互切换，长此以往营养摄入量将会严重不足，体重下降明显，营养不良的风险大大增加。因此，进行饮食量评估，及时发现营养不良并进行干预是十分重要的。

2. 体重监测

体重是判断营养状况最快速的方法，一旦出现非自主性的体重下降（即没有主动运动或节食的情况下出现的体重下降），患者就应该开始警惕自己的营养状况了。因此，患者应该长期监控自己的体重，确保自己的体重可以稳定维持在正常范围。体重指数（BMI）是营养指标之一，BMI＝体重（kg）/ 身高^2（m^2）。体重测量方法：每日清晨，使用同一台体重秤，空腹，排空大小便后，穿着同样的衣服进行称量。

下面是各年龄段的体重参考范围。

（1）年龄＜65 岁，BMI：18.5 ～ 23.9。

（2）年龄≥ 65 岁，BMI：20 ～ 23.9。

女性标准体重（kg）= 身高（cm）–105

当体重下降明显或是低于正常值较多时，应及时与医生和营养师沟通。如果体重稍微偏高，并不建议为了达到正常的 BMI 而实施减重，因为肿瘤属于消耗性疾病，体内的肌肉和脂肪储备多一些，对康复是有益处的。

3. 体能监测

体能是反映患者营养状况和肌肉功能的一项重要指标。

最常用的两个体能评估方法是握力和日常步速评估法。体能下降会影响患者日常生活，以及自理能力，还会干扰治疗效果。

（1）握力是使用握力器来判断患者上肢肌肉力量，从而推断整体体能状况的一种方法。

（2）日常步速评估方法是患者在短距离内步行，计算步速（m/s）来判断体能，一般认为，如果患者的日常步速低于0.8m/s，则表示其日常活动能力受损。

营养状况对患者的造血功能至关重要，在治疗和康复期间，患者应时刻关注自身的饮食量、体重及体能变化，一旦出现明显下降的情况，应及时与医生和营养师沟通，积极寻找原因，进行合理的营养干预，避免营养不良的发生。

4. 营养干预基本方法

当患者出现饮食量减少、体重下降、血细胞减少时，按照以下方法具体操作。

（1）要优化饮食，努力提高饮食中营养的含量，可以吃得少，但要努力提高饮食中的能量及蛋白质。如采取在粥里添加肉末，用鸡蛋和面做成面条，少食多餐等方法。

（2）请医生或营养师开全营养配方粉液，每日 2 ～ 3 次，一次 150 ～ 250mL，一般在两餐之间补充，既能补充进去又不影响正餐。如果胃肠道功能差，依然不能按需足量服用营养制剂，则需要进行肠外营养支持。

（3）根据具体营养素缺乏情况，按需额外补充乳清蛋白（纠正低蛋白血症，防止肌肉萎缩）、益生菌（维护肠道菌群及免疫功能）、补血营养素（铁剂、维生素类）等组件型营养素。

因此，肿瘤患者在治疗和康复期间，一定要密切关注自身营养状况，及时与医生和营养师沟通，积极配合营养干预，实现抗肿瘤治疗效果的最大化。

⊙ 二、保持心情舒畅

在化疗期间，由于化疗带来的身体不适及患者对病情的担心，患者自身往往会出现一系列的焦虑、抑郁等情绪。上述情绪会扰乱患者的神经内分泌功能，降低患者的抵抗力，不利于肿瘤的治疗。患者需要保持心情舒畅，比如多参加一些娱乐活动、患者之间互相交流治疗心得体会，或者适当进行看电视、阅读等行为，转移注意力，都有助于改善心情。家属也需要在患者接受治疗期间多陪伴患者，适当对患者进行心理疏导，有助于患者保持积极的心态，从而更好地接受治疗。护理人员应关注患者情绪变化，特别是治疗初期，须给予患者更多的心理支持，用爱心去温暖患者，让患者建立治疗信心，更好地配合治疗。患者心情舒畅了，化疗相关的不良反应就会相对较轻，所以，保持良好的情绪很重要。

⊙ 三、定期监测血常规

化疗药在杀伤肿瘤细胞的同时，对正常的细胞，如骨髓的造血细胞也会有杀伤作用，这就是化疗后骨髓抑制。所以化疗后需要每 2 ～ 3 天复查一次血常规，若发现粒细胞降低或血小板减少或贫血，须及时遵医嘱进行对应治疗，每隔一天或 2 天复查一次血常规，直到达标。

随着化疗次数的增加，发生骨髓抑制的可能性就越大，出现的时间可能提前，升白细胞治疗的时间需相应地延长。每个人的体质不一致，所以要遵医嘱，定期复查并记录，动态监测变化趋势，有病情变化或感到不适时及时就诊。

⊙ 四、安全管理

患者化疗后由于肌肉关节酸痛、下肢肌力下降、虚弱、头昏等情况，容易发生跌倒，化疗后一周内是跌倒的高风险期，要注意防范跌倒发生。

第九章 放射治疗

第一节 放射治疗简介

⊙ 一、基本概念

放射治疗，简称放疗，是恶性肿瘤的一种局部治疗手段，利用具有电离辐射能力的放射线直接照射肿瘤所在部位来杀灭肿瘤细胞，它和手术治疗、化学治疗及分子靶向治疗共同组成了当前恶性肿瘤的主要治疗手段。

随着21世纪物理计算机技术的提高，重粒子、质子应用已成为现实，故更少创伤的非侵入性肿瘤治疗已成为放射肿瘤学发展的趋势，这一发展趋势必将推动肿瘤学研究进入到一个全新时代。

⊙ 二、适形调强放疗在子宫颈癌治疗中的应用

近些年来，放疗发展很快，一些放疗新技术，如三维适

形放疗（3D CRT）、调强放疗（IMRT）和图像引导的放疗（IGRT）等已应用于临床治疗，促进放疗进入了新的时期。新技术的优势在于减少了小肠、直肠和膀胱的照射体积；适当增强了靶区的放射量，适用于子宫颈癌术后辅助性全盆腔照射；减少了骨髓的受照射体积和剂量，便于更好地配合同步化疗；适用于腹主动脉旁淋巴结的放疗及对转移灶的治疗，达到了减轻痛苦和延长生命的目的。

⊙ 三、子宫颈癌的常规放疗

（一）治疗前检查

1. 腹盆腔磁共振成像（MRI）。

2. 不能做 MRI 时，选择腹部增强电子计算机 X 射线断层扫描技术（CT）。

3. 胸部 CT。

4. 血鳞癌相关抗原（SCCA）、肿瘤相关抗原 125（CA125）、肿瘤相关抗原 199（CA199）。

5. 肝肾功能检查。

6. 血常规检查。

（二）根治性放疗

根治性放疗是指体外放射治疗与近距离放疗同时进行。

1. 近距离放疗

近距离放疗是将放射源置于肿瘤组织区内或附近进行放

射治疗的一种方式，可以经人体自然腔道将放射源置于肿瘤附近，也可以通过穿刺直接把放射源置于肿瘤组织内。在治疗过程中，通常先放置施源器，后由机器将放射源推送至目标位置，包括腔内后装放疗和组织间插植放疗。

采用单源 192Ir 源 Selectron 高剂量率后装机，每周分别对子宫腔管和阴道球进行一次操作，在透视下纠正子宫腔管和阴道球的位置，使其尽量靠近骨盆中线位和水平位。A 点每次的剂量为 5Gy。对于阴道中下段有浸润者，加用阴道膜，于黏膜下 0.5cm 处进行照射，剂量为 30Gy，分 4 次完成（30Gy/4f），整个疗程为 2 周。

2. 体外放射治疗

采用直线加速器（进行适形放疗或调强放疗），每周照射 5 次，每次剂量为 1.8 ～ 2Gy。

对于活检或影像学检查证实有髂总或腹主动脉旁淋巴结转移者，加腹主动脉旁延伸野照射。

在临床治疗中，除了需要遵循规范化治疗的原则以外，还要根据肿瘤病理、子宫颈肿瘤大小、周围解剖情况、治疗反应等制订个体化的治疗方案。

（三）手术后辅助性放疗

对于术后病理证实有淋巴结转移、子宫旁浸润、切缘阳性等任意一个高危因素的患者，建议需行术后辅助放化疗。对于肿瘤大小、肌层浸润深度、脉管侵犯情况等符合 Sedlis

中危因素标准的患者，建议采用术后辅助放疗。

（四）子宫颈癌的姑息性放疗

对于部分无根治希望的复发患者或晚期患者，可采取姑息性放疗，以改善症状为治疗目的，同时尽量延长生存期。

1. 止血

腔内后装 A 点或相应部位予以放射疗程（10 ～ 20）Gy/（2 ～ 4）f。

2. 止痛

对腰椎、髂骨、骶骨等局部骨转移引起的疼痛，可以采用 ^{60}Co 或加速器照射，每周 3 次，每次 3 ～ 4Gy，总剂量为 30Gy。

3. 改善盆腔病变

根据治疗单位设备条件，可采用前后对穿野全盆照射、多野照射或等中心照射等，一般照射剂量不超过 60Gy，治疗周期为 6 周。

4. 盆腔外孤立性转移灶治疗

对于盆腔外孤立性转移灶，可用 X 刀、γ 刀、适形、调强技术进行局部照射。局部剂量也可达 60Gy。

5. 适当放疗＋对症处理＋中医治疗

提高生活质量，带瘤生存。

⊙ 四、放射治疗流程

放射治疗是一个多团队紧密协作的过程，由放疗临床医生主导，涉及放射物理师、放射治疗师、放射计划师、放射剂量师和放射工程师等多个专业团队。患者在整个治疗流程中需要认真对待每个步骤，配合不同的工作人员，完成医生制订的治疗计划，达到期望的治疗效果。整个放疗过程需要护理人员全程参与，负责健康教育、心理疏导、不良反应评估与管理。同时，临床医生和护士会详细讲解整个放疗疗程中、放疗后的注意事项，以及为患者提供各项服务，以帮助患者更好地接受治疗。

放疗实施具体步骤：①依据检查结果制作放疗体位固定装置，在模拟机下准确定位，并拍摄模拟定位片，或进行带膜CT/带膜核磁共振扫描检查。②根据提供的资料，放疗医师勾画出临床靶区和计划靶区的范围，预估肿瘤照射的致死剂量和周围正常组织特别是重要脏器的最大允许剂量，物理师借助放疗计划系统（TPS）绘制出最佳放射野剂量分布图。③物理师完成放疗计划后，上级医师审核确认，在模拟机下摆位核定。④确定无误后，放疗技术员再执行放疗。⑤在放疗中适时监控（对机器和患者的监控），必要时行EPID验证（对照射靶区或剂量的监控）。

第二节　放疗期间注意事项

放疗是利用放射线杀伤肿瘤细胞的过程，放射线除了对肿瘤细胞有杀伤力，对于正常的细胞也会有损伤。体外放射治疗中，放射线必须经过皮肤和正常组织才能到达肿瘤，所以体外放疗对放射野皮肤会有影响。因此，做好放射野区域皮肤保护很重要哦！下面就来了解一下放疗期间的相关注意事项。

⊙ 一、穿戴注意

1. 衣裤：穿宽大宽松、棉质的衣服。

2. 内裤：穿宽大棉质的平角内裤，避免其对腹股沟皮肤产生摩擦，引起皮肤损伤。

3. 不佩戴金属饰品：进入放射治疗室前，取下携带的金属品，如手表、项链、手环、假牙、钥匙、手机等。

⊙ 二、放疗期间患者的护理

（一）放疗皮肤护理

放射性皮炎是肿瘤放疗最常见的并发症，90% 以上的放疗患者都会罹患。不同的部位对放射线的敏感性不同，子宫颈癌放疗患者要特别注意保护会阴部皮肤，因为会阴部对放射线较为敏感。放疗皮肤反应表现为放射区域皮肤色素沉着、红斑、脱皮、水肿等，严重时引起疼痛，甚至感染。

1. 皮肤护理方法

放疗期间及放疗结束后 2 ～ 4 周，需保护放疗区域皮肤免受刺激和摩擦，包括保持皮肤清洁，使用皮肤保护剂等。今天我们就来学习一下皮肤清洁和使用皮肤保护剂的方法。

（1）皮肤清洁方法：保持放疗部位皮肤清洁干燥，用温水清洗，使用柔软棉质毛巾轻轻沾洗，避免用力摩擦，禁止使用肥皂、沐浴露等清洁剂。医用射线皮肤保护剂有助于受损皮肤恢复屏障功能，能减轻和预防放射性皮肤损伤。

（2）皮肤保护剂使用方法：使用前清洗双手，并清洁放疗部位皮肤，涂抹之后用手指轻轻地按摩直至吸收。于放疗后及睡前在放疗部位皮肤处涂抹，若出现放疗皮肤湿性反应，应停止使用。

（3）皮肤湿性反应护理

①康复新液湿敷

康复新可以促进细胞组织愈合。选择棉质纱布或面巾，用药液完全浸湿，以不滴液为宜，厚度 3 ～ 5 层，每次湿敷 30 分钟，整个过程需保持纱布处于饱和湿润状态，每天 3 ～ 4 次。

②重组人表皮生长因子等喷涂

重组人表皮生长因子可有效刺激细胞新生，减少放射线对皮肤的损伤。使用前清洁皮肤，充分暴露放疗部位皮肤。在医护人员的指导下将重组人表皮生长因子局部均匀喷涂于皮肤表面，自然晾干。分别在放疗前30分钟、放疗后、睡前使用。

2. 注意事项

①避免皮肤刺激，禁止使用香水和含乙醇护肤品。

②穿宽松、柔软衣物，以免擦伤。

③不在皮肤皱襞处使用爽身粉。

④放疗部位皮肤注意防晒，避免阳光直晒，外出穿长裤。

⑤勿用手抓皮肤，勿剃毛，皮肤脱屑时勿用手撕，禁止贴胶布。

⑥放疗前30分钟不涂医用放射线皮肤保护剂。

3. 保护照射标记

患者应注意检查皮肤上的照射标记，务必保持照射野皮肤界线清晰可见，切勿洗掉；如发现褪色情况，应通知医生补画，患者及家属切勿自行描绘或添画，以免造成治疗部位偏移或不准确。

（二）营养指导及护理

1. 在放疗期间，患者宜进食清淡、易消化的高蛋白（鸡蛋、牛奶、瘦肉、鱼肉、禽畜肉等）、高维生素、高热量、高铁质、低脂肪的营养食物，多吃新鲜的水果和蔬菜，保证饮食的均衡，少食多餐，饮食规律，改变不良嗜好，戒烟酒，忌辛辣、油炸、腌制、霉变的食物，提高机体免疫力，促进正常组织修复。子宫颈癌患者宜进少渣、低纤维饮食，避免吃易产气的食物，如糖、豆类、碳酸类饮料等，患者可选择进食有补气养血作用的食品，如大枣、赤小豆、花生、芦笋、香菇、黑芝麻、蜂蜜、猪肝、菠菜等。严重腹泻者需暂停放疗，有脱水和电解质失衡者应及时就诊。

2. 患者需多饮水，每日保持饮水 2000mL 以上，以增加尿量，排出毒素，减轻放疗反应。

3. 患者放疗前后半小时内尽量不进食，以减轻胃肠道反应。

（三）阴道冲洗

1. 目的：阴道冲洗是放疗的重要辅助手段，利用阴道冲洗器将冲洗液注入阴道内，以冲洗子宫颈表面肿瘤坏死组织和阴道分泌物，尽可能地清除附着于肿瘤上的异物，保持阴道清洁，提高放疗敏感度，预防阴道粘连、阴道炎、盆腔炎等。

2. 方法：目前国内外对于妇科放疗患者阴道冲洗的冲洗液、冲洗量、冲洗压力、冲洗时间等尚无统一标准，临床上护士多是基于经验进行阴道冲洗及相关指导。因此，放疗患者放疗期间和放疗结束后阴道冲洗的最佳方案还需要进一步探索。基于此，在目前临床工作中，医者需指导患者冲洗时动作要轻柔，冲洗压力不宜过高，温度要适宜（38 ～ 41℃），严格执行消毒隔离制度及无菌技术，防止交叉感染。

（四）血常规监测

与化疗类似，放疗也可能导致骨髓抑制。故放疗期间，患者应每周至少做两次血常规检测，检查结果出来后需要和医生确认是否需要进一步处理。如果出现乏力、头晕等不适，务必及时到医院进行相关检查。如果出现粒细胞、血红蛋白、血小板减少，要及时就医，给予升粒细胞和血小板等对症处理。

第三节　放疗不良反应

子宫颈癌放疗相关的不良反应可分为近期反应和远期反应，其中以直肠、膀胱所受影响最为关键，其发生的相关因素如下：阴道狭小，子宫过于前倾或后倾，容器使用及组合不合理，剂量分布不理想，以及腔内和体外放射治疗剂量过高等。另外，以往有盆腹腔炎症及手术史者，也更容易发生放疗后不良反应。治疗前充分评估，强调个体化治疗，对不良反应及时进行合理处理，尽量除去相关诱发因素，这些是预防和减少不良反应，尤其是严重不良反应发生的关键。

⊙ 一、近期反应

近期反应发生在治疗中或治疗后 3 个月内，一般不严重。

（一）全身反应

全身反应主要表现为头痛、眩晕、乏力、食欲不振、恶心、呕吐等，以及血象变化。其反应程度与患者的神经类型、年龄、全身情况等均有关系。一般给予对症治疗，并为患者提供高蛋白质、多种维生素且易消化的饮食，患者多能继续接受放疗。

（二）直肠反应

直肠反应表现为里急后重、大便疼痛、黏液便、腹泻、便血等。直肠镜检查可见子宫颈水平附近的直肠前壁黏膜充血、水肿。必要时可暂停放疗，给予对症治疗，待症状好转后，再恢复照射。严重者应排查发生的原因。

（三）膀胱反应

膀胱反应表现为尿急、尿频、尿痛、血尿、排尿困难等。给予抗炎、止血及对症处理后，症状可很快消退，必要时暂停放疗。严重者仍应排查发生的原因。

（四）子宫腔积液（脓）

子宫腔积液近期和远期均可发生。关键在于保持子宫腔通畅，必要时进行子宫腔引流，并给予抗生素。

（五）放疗皮肤反应的护理

放疗皮肤反应的程度与射线的种类、放射治疗总剂量、放射治疗技术等有关。联合化疗则皮肤反应可能会加重。护士从一开始就应向患者强调保护好放疗区皮肤的重要性。目前临床常见放疗皮肤反应分为干性和湿性两种，干性皮肤反应表现为皮肤红斑、干燥、色素沉着、脱皮，但无渗液，有烧灼感、刺痒感，不会造成感染。湿性皮肤反应表现为皮肤湿疹、水疱，严重时造成糜烂、破溃和继发感染，多发生在皮肤多汗、皱褶处，如腹股沟、会阴等部位。

1. 干性皮肤反应，以保护性措施为主，在照射野皮肤均匀涂抹紫草油或比亚芬（三乙醇胺乳膏），每天 2 ～ 3 次，大量补充多种维生素，促进表皮修复。

2. 湿性皮肤反应，以暴露疗法为主，保持照射野局部皮肤清洁、干燥、避免摩擦，如已破溃应停止放疗，每天用生理盐水换药 1 ～ 2 次、红光照射 2 ～ 3 次，每次 15 ～ 20 分钟，促进局部干燥，喷涂重组人表皮生长因子 2 ～ 3 次，促进溃伤愈合。

（六）放疗致造血系统反应

放疗可引起骨髓抑制，其程度与放疗部位、剂量及是否联合使用化学药物有关，大面积放疗、髂骨放疗、高剂量放疗、联合使用化学药物会较显著影响造血细胞功能，如白细胞下降，继之红细胞、血小板下降。

1. 放疗期间定期检测血常规，每周 1 ～ 2 次，必要时随时检测，并观察患者有无发热、出血等现象。

2. 白细胞 $< 4.0 \times 10^9/L$ 时，给予对症治疗，如升白细胞治疗，皮下注射重组人粒细胞集落刺激因子（G-CSF）或重组人粒细胞巨噬细胞集落刺激因子（GM-CSF）类药物；当血红蛋白低于正常值下限，出现贫血时，需要注重纠正贫血的治疗；血小板 $< 50.0 \times 10^9/L$ 时，可皮下注射重组人白介

素 -11 或促血小板生成素（TPO），并酌情应用止血药物等预防出血；血小板＜ 20.0×10^9/L 属血小板减少危象，应及时到医院就诊并遵医嘱治疗；指导患者注意卧床休息；各种穿刺点的按压时间需超过 5 分钟；减少磕碰；观察有无颅内出血症状，如头痛、恶心、呕吐、意识改变等；还应观察有无牙龈出血、咯血、便血、血尿等情况。

3. 白细胞 ≤ 2.0×10^9/L，或血小板 ≤ 50×10^9/L，或体温 ≥ 38.5℃时应暂停放疗，给予抗生素预防感染。

4. 白细胞 ≤ 1.0×10^9/L 时，进行保护性隔离措施，使用 G-CSF，预防感染。指导患者注意休息、勿到公共场所，减少探视，预防交叉感染。

5. 贫血使患者对放疗的敏感性下降，血小板过低易引起出血，应严密观察，严重贫血或血小板过低可能需成分输血。

（七）生殖系统反应

1. 阴道

阴道是由黏膜、肌层和外膜组成的肌性管道，放疗耐受性很高，低于 100Gy 照射极少出现阴道瘘。

（1）急性反应：放疗引起阴道充血、红斑、黏膜炎症、局部炎性渗出、黏膜下出血等，进一步发展可致血管损伤、局部缺血，最终坏死、溃疡。临床上表现为阴道干燥、瘙痒、疼痛，阴道分泌物增多，急性反应常在放疗后 2 ～ 3 个月内好转，严重时需 4 ～ 8 个月才能愈合。

（2）晚期损伤：通常发生于放疗后1年以上，包括阴道壁变薄、萎缩及毛细血管扩张，阴道变窄、缩短、阴道旁组织纤维化、弹性降低。瘘的形成是子宫颈癌放疗后严重的并发症之一。阴道直肠瘘较阴道膀胱瘘相对多见。

2. 子宫/子宫颈

子宫颈和子宫的放射耐受性很高，子宫颈癌常规体外放疗加腔内后装近距离治疗时，子宫颈和内膜表面剂量可高达200Gy，局部坏死很少见。

（1）急性反应：放疗期间可出现子宫颈表面的糜烂和溃疡，阴道分泌物增多。

（2）晚期损伤：较低剂量照射（15～30Gy）即可引起子宫血管和肌肉组织弹性不良，可能导致子宫功能受损，影响月经和怀孕。高剂量的放疗可导致子宫颈狭窄、闭锁，宫腔积液、积血，严重者可继发宫腔感染。临床可表现为下腹不适、胀痛等。通常发生在放疗3个月以后。

3. 卵巢

卵巢组织对放疗极其敏感。6Gy剂量照射即可造成25%的女性永久不育。放疗可损害卵巢并加速卵母细胞的损耗，造成激素水平降低和过早绝经。24Gy的常规分割放疗就会导致永久性的卵巢功能丧失。卵巢功能减退或丧失表现为绝经症候群的出现，如潮热、出汗等。

⊙ 二、远期反应

（一）放射性直肠炎

多数发生在放疗后半年至一年内，持续时间可能较长，按病变程度分为三个级别。

轻度：主要表现为少量便血。临床肛查可有触血，但无明显水肿。中度：便血量较多，可有里急后重、黏液血便，肛查有明显触血、水肿、肠壁增厚。重度：肠管有明显溃疡、狭窄、肠梗阻，或形成直肠阴道瘘。

一般轻、中度放射性直肠炎以保守治疗为主，给予消炎、止血及对症处理，也可用药物保留灌肠（需到医院由专业医护人员操作）。

若出现直肠阴道瘘，可采用横结肠造瘘，避免大便由阴道流出。因乙状结肠在照射野范围，故不采取乙状结肠造瘘。

放射性直肠炎是子宫颈癌放疗常见的早期反应之一，是治疗中断的主要原因之一。应告知患者放疗后期可有腹痛、腹泻、下坠感，甚至脓血便等症状，多发生于放疗后 3 周，常在第 6 周最重。嘱患者多进食高蛋白、高维生素和矿物质食物。腹泻者进流质或半流质，食物应少渣、低纤维，避免产气食物，补充大量维生素；便秘者应进食含粗纤维及润肠的食物，如蜂蜜、新鲜蔬菜、水果，养成定时排便习惯；多饮水，每日饮水量达 2000 ～ 3000mL 以上。腹泻者用蒙脱石散、洛哌丁胺等止泻药，注意有无电解质紊乱，严重者停止放疗。另外，有的护理学者采用三乙醇胺乳膏联合蒙脱石散、地塞米松灌肠治疗放射性直肠炎。三乙醇胺乳膏可降低白细胞介素-6的浓度，升高白细胞介素-1的浓度，增加损伤部位巨噬细胞数量，刺激成纤维细胞增生，增加胶原的合成。蒙脱石散是一种新型消化道黏膜保护剂，在减轻炎症反应的同时，可以使黏膜水肿消退，有利于溃疡的愈合。地塞米松具有较强的抗感染作用，可改善和消除炎性充血水肿。研究结果发现，三乙醇胺乳膏、蒙脱石散、地塞米松三种药物联合使用，治疗放射性直肠炎的效果显著。

（二）放射性膀胱炎

多数发生在放疗后一年以上，常发生于劳累时、憋尿后。按临床表现分为三级。

轻度：有尿急、尿频、尿痛、少量尿血等症状，也可表现为一过性血尿。膀胱镜检可见黏膜充血、水肿。中度：可见膀胱黏膜充血、糜烂、毛细血管扩张甚至破裂，血尿可反复发作，有时膀胱壁可有溃疡。重度：可形成膀胱阴道瘘。

对轻、中度放射性膀胱炎可采用保守疗法，给予抗炎、止血及对症治疗，保持膀胱空虚（可保留尿管持续开放），并给予生理盐水＋抗生素＋止血药行膀胱灌洗，或酌情采取膀胱镜下电灼止血。

放射性膀胱炎是妇科肿瘤患者最常见的放疗反应，放疗可引起膀胱黏膜充血、水肿、溃疡、出血，患者会出现尿频、尿急、尿痛、血尿、排尿困难的症状。若出现上述症状要及时告知医生，对症处理，患者应多饮水，保证每天饮水2000～3000mL。放疗前解小便，排空膀胱，可以减轻压力，减少治疗时的辐射剂量，增加疗效。放疗后患者应大量饮水，可以降低尿液的酸碱度，缓解膀胱刺激症状，减轻患者的痛苦。注意外阴及尿道口清洁，防止逆行感染，必要时用抗感染药物。发生重度放射性膀胱炎、反复出现肉眼血尿者可遵医嘱停止放疗，并给予消炎、止痛、止血、补液对症治疗，严密观察病情变化。护理人员观察患者排尿情况，对于排尿困难超过4小时者，需导尿，体温＞38℃并伴有腹痛者可能有并发盆腔炎。此外，患者应尽可能多地进行膀胱功能锻炼。

（三）放射性小肠炎

与直肠放射性损害相比，小肠放射性损害较为少见，临床表现为稀便、大便次数增多、黏血便、腹痛等，可给予对症处理。严重时出现小肠溃疡、梗阻、穿孔，以往有手术史者，特别是有大手术史者，以及盆腹腔炎症粘连者易发生，需手术治疗。

（四）输尿管狭窄、肾盂积水

可尽早安放输尿管支架，保持输尿管通畅，解决肾盂积水的问题，保护肾功能。输尿管支架应尽早安放，以免时间过久，盆腔纤维化。若安放支架失败，则只能进行肾盂造瘘。

（五）盆腔纤维化

盆腔纤维化尤其容易发生在大剂量全盆腔放疗后，可致输尿管梗阻，处理起来较为棘手。盆腔纤维化也可导致淋巴管结构破坏，使其管腔狭窄、闭塞，发生淋巴管梗阻。淋巴管梗阻导致的淋巴水肿，没有有效的处理方法，可给予淋巴水肿综合消肿（CDT）处理，并减少直立活动，卧床时抬高患肢。

由于放射源的种类、放射治疗的方法、照射的面积、照射的部位、单位剂量、总剂量、总的分割次数、总治疗时间等因素不同，放射治疗并发症发生概率及严重程度也不尽相同。随着放射治疗技术的提高及个体化治疗的应用，放射治疗的并发症在逐渐下降。

第四节　放疗期间自我护理

在放疗期间，患者做好自身的护理也是非常重要的，可以减少放疗并发症的发生，提高自身舒适度，提高生活质量。

1. 阴道冲洗

在阴道冲洗的操作中要特别注意以下事项：

（1）动作轻柔。

（2）压力不可过高（冲洗桶距床面高度＜ 70cm）。

（3）温度适宜（38 ～ 41℃）。

（4）严格执行消毒隔离制度及无菌技术，防止交叉感染。

（5）注意观察病情变化，阴道大出血者不能进行冲洗。

治疗期间每日冲洗1次；阴道分泌物多伴异味时，每日冲洗2次。治疗结束后坚持每天冲洗1～2次，保持1年以上；有条件者使用阴道扩张棒，防止阴道狭窄、粘连的发生。如果是居家患者，可自行在家冲洗阴道，具体步骤是，从药店购买正规、合格的阴道冲洗器，将温开水装入冲洗器中，将冲洗器尖端插入阴道内，冲洗时，冲一下停一下，以达到冲洗干净的目的。冲洗量的多少以阴道的清洁程度为准。一般建议使用500～1000mL。

2. 营养支持

放疗在杀伤肿瘤细胞的同时，对正常组织也有不同程度的损害，加强营养对促进组织的修复、顺利完成放疗计划、提高疗效、减轻不良反应具有重要意义。

（1）护士应加强对患者和家属营养知识的宣教，提供一些适用于肿瘤治疗阶段的食谱。

（2）为患者创造一个安静、清洁、舒适的就餐环境，饭前适当控制疼痛。

（3）在食品的搭配上，注意色、香、味，注重营养要素的合理调配。根据患者口味准备食物，以促进食欲。

（4）消化吸收功能良好的患者，可用“超食疗法”，即食用浓缩优质蛋白质及其他必需的营养素，迅速补足营养消耗。

对于食欲差的患者，建议其食用高热量、高蛋白质、高维生素、低脂肪、易消化、营养丰富的食物，少食多餐。对放疗反应严重的患者，可进食半流质，如瘦肉蔬菜粥，必要时为她们提供要素饮食或完全胃肠外营养。

（5）放疗期间鼓励患者多饮用绿茶，以减轻射线对正常组织的辐射损伤。每日饮水3000mL以上，以增加尿量，使放疗引起的肿瘤细胞大量破裂、死亡而释放的毒素排出体外，减轻放疗全身反应。

（6）提倡患者食用营养丰富的食物，当出现进食、消化吸收方面的放疗反应时，再考虑适当“忌口”。

子宫颈癌患者的饮食基本原则：食物多样，以谷类为主；多吃蔬菜、水果和薯类；每天吃奶类、豆类或其制品；经常吃适量鱼、禽、蛋、瘦肉，少吃肥肉和荤油；食量与体力活动要均衡，保持适宜体重；吃清淡少盐的膳食；少食多餐，进食易消化食物。以七条原则为基础，根据自己的情况，搭配饮食，调整摄入量，尽量保证每日膳食中包含以上全部种类，以保证机体每日营养需要，提高抗病能力。

3. 活动

每次照射后休息半小时对预防全身反应有一定帮助。适当活动，选择最适合自己的运动项目，如散步、太极拳、八段锦等，坚持锻炼，对身体康复有一定作用。避免劳累，生活规律，保持心情舒畅。

4. 复查血常规

放疗期间要定期监测血象、可能出现的全身和局部反应。通常，患者会有白细胞下降、血小板减少的情况。因此应密切留意患者状况，每周查血常规 1 ～ 2 次。当白细胞低于正常值时，遵医嘱行放射治疗，预防感冒及感染；当血小板 $< 50.0 \times 10^9/L$，特别是 $< 20.0 \times 10^9/L$ 时，则出血概率明显增加，可发生脑出血、胃肠道及妇女月经期大出血等。

5. 放射区域皮肤保护

（1）选择宽大柔软、吸水性强的全棉衣物。

（2）外出时防止日光直射照射野皮肤。

（3）可用温水和柔软毛巾轻轻沾洗照射野皮肤，但禁止使用肥皂和沐浴露擦洗或热水浸浴。

（4）照射野位于腹股沟、会阴等多汗、皱褶处时，需保持该部位清洁干燥。

（5）照射野皮肤禁止接触碘酒、酒精等刺激性消毒药物，不可随意涂擦药物、护肤品，不可贴胶布，不可用氧化锌等含重金属的软膏或贴剂，因为重金属可产生二次射线，加重皮肤反应。

（6）避免粗糙衣物摩擦照射野皮肤。

（7）照射野皮肤避免冷热刺激，如热敷、冰袋等均不允许，且严禁用于注射点。

（8）切忌用手搔抓照射野皮肤，忌用手撕剥皮肤脱屑，勤洗手、勤剪指甲。

第十章 分子靶向治疗

第一节 分子靶向治疗简介

⊙ 一、概述

我们都知道抗肿瘤的三大常用手段是手术、化疗、放疗。近十几年来，肿瘤的靶向治疗在妇科肿瘤领域中崛起，发挥着越来越重要的作用，逐渐成了“肿瘤精准医疗”的基石。那么什么是靶向治疗呢?

靶向治疗的全称是“分子靶向药物治疗”，是指靶向药物瞄准癌细胞上的分子靶点，通过干扰癌细胞生长、分裂和扩散，从而达到精准打击癌细胞的目的。平常我们所熟知的化疗药物在抗癌过程中如同一种大规模的杀伤性武器，并不能区分癌细胞和正常细胞，因此，化疗药物在杀死肿瘤细胞的同时往往也会杀死大量正常细胞。而靶向药物就像一颗颗精准发射的导弹，直击癌细胞的同时，又能确保大部分正常细胞不受影响。显而易见，与化疗药物“杀敌一千，自损八百”的广谱作用相比，靶向药物更加精准和有效，不良反应也更轻，因此被冠以“生物导弹”的美称。

⊙ 二、药物分类

分子靶向药物的两种主要类型是单克隆抗体（mAbs）和小分子激酶抑制剂（SMKIs）。

1. 单克隆抗体药物

单克隆抗体药物以游离于血液中的生长因子或细胞外受体酪氨酸激酶为靶点，包括 B 淋巴细胞抗原 CD20、人表皮生长因子受体 2（HER2）、血管内皮生长因子（VEGF）、表皮生长因子受体（EGFR）等，代表药物有利妥昔单抗、曲妥珠单抗、贝伐珠单抗、帕妥珠单抗等。

2. 小分子靶向药物

小分子靶向药物以细胞信号传导通路中的关键激酶为靶点，如 EGFR、血管内皮细胞生长因子受体（VEGFR）、BCR-ABL 融合基因、间变性淋巴瘤激酶（ALK）、快速加速纤维肉瘤（RAF）、丝裂素活化蛋白激酶（MEK）、哺乳动物雷帕霉素靶蛋白（mTOR）等，代表药有吉非替尼、索拉非尼、伊马替尼、曲美替尼、依维莫司等。

⊙ 三、子宫颈癌的分子靶向治疗

贝伐珠单抗是目前指南明确推荐的应用于子宫颈癌治疗的靶向药物，主要与化疗联合用于复发或转移性子宫颈癌的治疗。其余靶向药物，如阿帕替尼、安罗替尼等抗血管生成药物在复发、晚期子宫颈癌的研究中也显示出一定的抗肿瘤效果，并具有良好的耐受性。

贝伐珠单抗是通过特异性靶向血管内皮生长因子（VEGF）而发挥抗肿瘤作用的，目前在多种恶性肿瘤中疗效确切，已获批多种适应证。

VEGF又称血管通透因子，由人脑垂体前叶分泌，是一种高度特异性的促血管内皮细胞生长因子，它通过与血管内皮细胞表面受体（VEGFR）结合，直接刺激血管内皮细胞移动、增殖及分裂，具有刺激新血管生长、增加血管通透性和细胞外基质变性等作用。而贝伐珠单抗则通过特异性与VEGF结合，阻断VEGF与VEGFR结合，阻断血管生成的信号传导途径，抑制肿瘤新生血管形成，从而抑制肿瘤细胞生长，发挥抗肿瘤作用。换句话说，恶性肿瘤往往都具有丰富的血供，因为癌细胞要想快速扩增生长并超过正常细胞，就需要诱导机体为自己生长出更多的异型血管来提供营养物质，就像树根要向土地更深处延伸根系来吸取营养物质一样，癌细胞诱导刺激血管内皮的生长就是其中一个环节，贝伐珠单抗就作用于这个环节，阻断异形新血管的形成，掐断肿瘤“行军的粮草”，阻止它扩大自己的队伍。因此，贝伐珠单抗具有广谱性，不需要做基因检测即可使用，在多种恶性肿瘤中都能发挥作用。

⊙ 四、分子靶向药物治疗的注意事项

值得大家重视的是，尽管贝伐珠单抗具有广泛应用的特点，但不是每位患者都可以应用。对于存在以下情况的患者，贝伐珠单抗是绝对的禁忌。

1. 胃肠穿孔、伤口裂开、严重出血或近期曾有咯血、肿瘤侵犯大血管的患者禁用；

2. 重大手术后 28 日内禁用，普通手术需在切口完全愈合后使用；

3. 肾病综合征、高血压危象、严重动脉血栓者禁用；

4. 输液港植入手术后伤口未愈合时禁用。

总而言之，是否适合接受靶向治疗及如何应用靶向治疗，需要专科医生进行评估、判断、指导，患者切不可自行决断并强行要求。

第二节　分子靶向药物的不良反应

靶向药是一种新型的抗癌药物，它们能够通过特异性地作用于癌细胞的特定分子，达到治疗癌症的目的。尽管靶向

药物在治疗癌症方面取得了显著进展，但是在临床使用中也有不良反应，值得大家关注。

⊙ 一、贝伐珠单抗不良反应

（一）严重不良反应

1. 胃肠道穿孔和瘘

贝伐珠单抗导致胃肠道穿孔的总发生率约为1.1%，穿孔可发生在胃肠道的任何部位，如胃、小肠、结肠、直肠等，临床症状与发生穿孔部位有关。胃、结肠、小肠穿孔的临床表现为腹痛、腹部压痛、恶心呕吐、发热、外周血白细胞计数增多等。若穿孔部位特殊则表现为其他临床症状，甚至形成结肠－输尿管瘘，临床表现为腹泻和泌尿系统感染症状。

2. 出血

在贝伐珠单抗临床试验中观察到的出血类型主要是肿瘤相关的出血，其次是黏膜与皮肤的出血（例如鼻出血）。其他部位发生的轻度黏膜与皮肤出血，例如牙龈出血或阴道流血等，并不常见。

3. 血栓栓塞

（1）动脉血栓栓塞。在采用贝伐珠单抗治疗各种适应证的患者中，动脉血栓栓塞事件的发生率有所增加，其中包括脑血管意外、心肌梗死、短暂性脑缺血发作，以及其他动脉事件。

（2）静脉血栓栓塞。在针对各种适应证的临床试验中，贝伐珠单抗组静脉血栓的总发生率为2.8%～17.3%。静脉血栓栓塞事件包括深静脉血栓和肺栓塞。在持续性、复发性、转移性子宫颈癌的临床研究中，接受化疗和贝伐珠单抗联合治疗的患者，相比单纯接受化疗的患者，其静脉血栓栓塞事件的发生率增高。

（二）其他不良反应

1. 高血压

据观察，在采用贝伐珠单抗治疗的患者中，高血压的发生率有所升高。对于有高血压病史的患者，在开始使用贝伐珠单抗治疗之前，应该对既往所有的高血压给予充分的控制。建议在采用贝伐珠单抗治疗的过程中，加强对血压的监测，必要时积极调整降压方案。而在贝伐珠单抗用药结束后，也不能忽视对血压的监测，还需要相应调整降压方案。

2. 伤口愈合不利

贝伐珠单抗可能对伤口愈合产生不良影响。重大手术后至少28天之内不建议进行贝伐珠单抗治疗，保险起见，应该等到手术伤口完全愈合之后再开始贝伐珠单抗的治疗。贝伐珠单抗治疗过程中发生了伤口愈合并发症的患者，应该暂停贝伐珠单抗治疗，直到伤口完全愈合。择期需要进行手术的患者也应该暂停贝伐珠单抗治疗。

3. 蛋白尿

在接受贝伐珠单抗与化疗联合治疗的患者中，蛋白尿的发生率高于那些只接受化疗的患者。在采用贝伐珠单抗治疗时，有高血压病史的患者发生蛋白尿的风险可能加大。

4. 超敏反应 / 输液反应

患者可能有发生输液反应 / 超敏反应的风险。建议在贝伐珠单抗给药期间和给药后密切观察患者状况。如发生反应，应停止输注，并采取适当的治疗。

⊙ 二、其他抗血管生成靶向药物常见不良反应及防治

1. 丘疹脓疱型皮疹（又称痤疮样皮疹）

这是最常见的抗 EGFR 单抗治疗相关的皮肤不良反应，发生率为 60% ～ 90%，其严重程度与抗 EGFR 单抗的用药剂量有关。皮疹主要表现为红色毛囊性丘疹和脓疱，主要分布于皮脂溢出部位，如头皮、鼻部、鼻唇沟、口周、上背部及颈前 V 字区。不同于寻常痤疮，这种皮疹无粉刺、结节或囊肿，且常伴有瘙痒，下肢亦可受累。

皮疹可在用药后 2 天至 6 周时出现，往往经历 4 个阶段：①第 1 周，感觉障碍伴有红斑和水肿；②第 2 ～ 3 周，暴发性的丘疹及脓疱；③第 3 ～ 4 周，结痂形成；④ 1 个月之后，受累部位持续呈现红斑、干燥和毛细血管扩张。一般停药 1 个月后皮疹可完全缓解，但在再次给药时往往会复发或加重。从长期管理看，皮疹随单抗治疗周期呈反复复发、缓解的变

化，严重程度一般逐渐减轻。

患者可在日常生活中做好物理及化学防晒，以预防皮疹的出现和加重。因为抗 EGFR 单抗治疗本身会造成皮肤的光敏感，如表现出日晒后皮肤红斑、瘙痒等日光性皮炎症状；同时，长程日晒可显著诱发和加重丘疹脓疱型皮疹。因此，对于接受抗 EGFR 单抗治疗的患者，医护人员需在治疗前告知患者及家属防晒的必要性和正确的方法。无论晴雨天气或四季变化，均存在紫外线辐射，因此患者每天都需要做好以下防晒措施：①外出时注意物理遮挡，如配备遮阳伞、遮阳帽和墨镜等，尽量避免在正午时段（10：00 ～ 15：00）进行长时间的户外活动；②建议出门前 30 分钟在保湿霜后涂抹广谱防晒霜，最好选择防晒系数 SPF ≥ 30 和 PA ≥ ++（分别代表预防紫外线 UVB 和 UVA 的能力）的产品。

对于既往治疗中出现过 3 ～ 4 级丘疹脓疱型皮疹的患者，或在低剂量抗 EGFR 单抗治疗期间已出现 1 ～ 2 级丘疹脓疱型皮疹且准备增加治疗剂量的患者，排除禁忌（肝肾功能正常）后建议口服四环素类药物预防发疹，可于靶向治疗给药前 1 天起使用，总疗程 4 ～ 6 周。推荐多西环素每天 2 次，每次 100mg，或米诺环素每天 2 次，每次 50mg。如治疗 2 周后未得到控制，则继续保持原剂量治疗；如 2 周后皮疹稍有改善，可酌情减量。

2. 皮肤干燥及瘙痒

接受抗 EGFR 单抗治疗的患者中，约 35% 的患者会出现皮肤的顽固性干燥，且往往在治疗后期出现，多发生于原有丘疹脓疱型皮疹的部位，表现为皮肤的干燥、瘙痒和脱屑，可逐渐演变成慢性乏脂性湿疹，可伴有疼痛性手足皲裂。

想要预防和治疗皮肤干燥，则需要做好皮肤的清洁、保湿和防晒。

在清洁方面，需注意：①洗澡及洗脸水温不宜过高（≤ 40℃），手法轻柔，避免用力揉搓；②推荐选择含有润肤成分的沐浴乳，尽量避免使用含有皂基的肥皂 / 香皂清洁皮肤；③推荐氨基酸类温和洗面奶，每晚 1 次，晨起可仅用清水洁面。

由于清洁会同时去除皮肤污垢和油脂，因此需在清洁后及时进行保湿护肤，具体要求如下：①面部、颈前和后背等油脂分泌相对多的区域选择质地轻薄的乳液，每天 2 次；②四肢伸侧和手足等皮肤易干燥的部位，选择质地厚重的霜或乳膏，每天 2 次；③建议选择不含乙醇、含有神经酰胺或其他生理性脂质及具有皮肤屏障修复功效的医学护肤品。

3. 甲沟炎

治疗数周至数月后，10% ～ 20% 的患者可出现甲及甲周的改变，可表现为急性甲沟炎（甲襞的红肿压痛）、甲周的渗液和出血，还可出现类似化脓性肉芽肿的皮损。

患者可采取以下方法预防甲沟炎，包括避免指甲摩擦、压迫和外伤，使用防护手套，避免长时间接触水，勤修剪指甲，局部涂抹润肤剂，穿舒适合脚的棉质鞋袜。若出现了甲沟炎的症状，患者可口服克林霉素 600mg/d 或头孢呋辛 500mg/d，外用抗生素软膏每日 2 ～ 3 次或高锰酸钾溶液湿敷每日 2 ～ 3 次，治疗 2 周。

4. 手足综合征

手足综合征主要表现为手足的麻木感、烧灼感、红斑肿胀、皮肤变硬、起疱、皲裂及脱屑，具有手指或足趾弯曲部位皮肤角化的特征，通常为双侧性，症状常常同时或接连发生，主要发生在手掌和足底，往往受力区症状更为显著。

手足综合征的预防措施包括：①避免穿着过紧的鞋袜，减少甲缘的磨损和创伤，避免可能造成手足损伤的工作或运动；②每日清洁后涂抹保湿霜，避免皮肤干燥开裂的出现，减少继发感染；③正确修剪指趾甲，尽量保证甲缘圆钝，避免过短过尖造成嵌甲。一旦出现了手足综合征，可根据症状局部外用 2% ～ 5% 利多卡因乳膏、糖皮质激素软膏，口服非甾体消炎药或加巴喷丁及普瑞巴林等。若疼痛无法控制或影响日常生活，则需调整药物剂量或暂停使用。

第十一章 免疫治疗

第一节 免疫治疗简介

在人类与癌症对抗的漫长征程中，常用的三大法宝（手术、化疗、放疗）一直是经久不衰的常胜将军，也是压制肿瘤最主要的三座大山。但许多肿瘤患者仍然无法打破瓶颈，难以存活下来，尤其是晚期恶性肿瘤患者。肿瘤免疫治疗是指采取主动或被动方式诱导机体产生肿瘤特异性免疫应答，杀伤或抑制肿瘤细胞的一种抗肿瘤治疗手段，至今已有百余年的历史。近年来，随着对免疫调节分子等在免疫系统和肿瘤微环境中研究的不断深入，肿瘤免疫治疗再次成为肿瘤治疗和研究的热点，已在多个癌种治疗中取得了突破性进展，为许多晚期肿瘤患者带来了生命的曙光，是肿瘤治疗领域的重大突破。可以说，应用程序死亡受体 1（PD-1）/ 程序性死亡配体 1（PD-L1）免疫检查点抑制剂疗法正在掀起一场肿瘤治疗的革命，引领着癌症治疗的变革。

很多人对这种免疫治疗的原理有很多误解，以为就是提高自身抵抗力来治疗肿瘤，其实此免疫治疗非彼免疫治疗。事实上，肿瘤免疫治疗是应用免疫学原理和方法，使肿瘤细胞更容易被免疫系统识别（提高免疫原性）或/和更容易被免疫细胞杀伤（提高对效应细胞杀伤的敏感性），激发和增强机体抗肿瘤的免疫应答，从而协同机体免疫系统杀伤肿瘤、抑制肿瘤生长。这句话包含的信息量过于复杂和专业，我们用一种通俗易懂的方式来简单介绍下吧！

人体的细胞在正常条件下就像是“孙悟空”，发生癌变后就成了“六耳猕猴”。人体细胞里住着“原癌基因”，激活后就像是驱动细胞不停生长、一路狂奔的油门系统，造物主是神奇伟大的，细胞中也住着给我们“踩刹车”的抑癌基因，这两种基因的关系就像是道魔消长一样，互相配合管理着人体细胞的变化。人类处在非常复杂的环境中，会受到外界的物理、化学、生物等各种干扰，我们不妨把这些因素看作是“紧箍咒”和“五行山”，如果“紧箍咒”念多了，“五行山”压久了，“孙悟空”就可能变成“六耳猕猴”，一个是善，一个是恶，这也是细胞良性和恶性的“佛魔”两面。

也就是说，在人体细胞内住着的原癌细胞是揭去封印的“小恶魔”，不再受人体“刹车”机制的控制，一路狂奔。从一个变两个，两个变四个，四个变八个……以此类推，癌细胞的特点就是失控性生长。

但是，人体免疫系统也不是白吃饭的。它们就像是人体的铁甲卫士，像是国家安全系统的天眼一样，负责实时监督。当细菌、病毒等违法分子入侵时，它们会派出免疫细胞专门负责截杀各路侵入人体的细菌、病毒等，比如细胞毒性 T 细胞，它是一种白细胞，能够侦查到被感染或发生突变的细胞，接着发出毒素，启动这个异常细胞的自毁程序（细胞程序性死亡），促进其死亡。

但如果 T 细胞一直这样玩命地杀到底，会杀红了眼，最后会把正常的健康细胞也杀死。幸运的是，激活 T 细胞上一种名叫 PD–1 的分子，就可以阻止 T 细胞，使得正常细胞免受攻击。

换句话说，有了 PD–1，T 细胞就不会攻击人体的正常细胞。但聪明的癌细胞也会表达 PD–L1 受体，和 T 细胞表面的 PD–1 结合，来迷惑 T 细胞。当 PD–1 和 PD–L1 结合之后，T 细胞遇见肿瘤细胞就会手下留情，非但不会杀死肿瘤细胞，甚至允许肿瘤细胞继续在人体内休养生息，使得肿瘤发生“免疫逃逸”。

研究者们想到，是不是只要阻止 PD–1 和 PD–L1 的结合就可以避免这种现象了。因此，他们研究出了分别跟这两个受体结合的抗体。一种抗体与 T 细胞表面的 PD–1 结合（PD–1 抗体），使其重振往日雄风。另一种抗体（PD–L1 抗体）与肿瘤细胞表面的 PD-L1 结合，让肿瘤细胞无法再迷惑 T 细胞，使得 T 细胞能识别并杀灭肿瘤细胞。

最终，重新拨开迷雾的 T 细胞就能围剿各种肿瘤细胞，从而大获全胜，这就是我们常说的 PD-1/PD-L1 抗体免疫疗法的作用原理。

幸运的是，免疫检查点抑制剂，如帕博利珠单抗等多种药物已被指南推荐作为单药或联合化疗药物，用于多种妇科恶性肿瘤的治疗，部分限于 PD-L1 综合阳性评分（CPS）≥ 1%、微卫星高度不稳定型 / 错配修复缺陷（MSI-H/dMMR）和高肿瘤突变负荷（TMB-H）的患者。目前，帕博利珠单抗等多种免疫药物已在国内上市，解决了药物可及性的问题。子宫颈癌患者在初诊或复发的时候是否能接受免疫检查点抑制剂的使用，需要严格参照指南推荐原则和药物临床适应证审批范围。

第二节　免疫抑制剂的不良反应

免疫检查点抑制剂调节 T 细胞活性引发免疫激活，这一过程在攻击肿瘤细胞的同时也会对正常细胞造成损伤，引起免疫相关不良反应，从而出现相应器官的自身免疫样炎症反应。免疫相关不良反应可在治疗中的任意时间发生，也可在治疗结束后数月发生。若免疫检查点抑制剂联合治疗时，则免疫相关不良反应发生风险往往会增加，且发生时间常提前。免疫相关不良反应与药物种类、类型、患者疾病状态有关。

⊙ 一、免疫相关不良反应

1. 皮肤毒性

皮肤毒性是最常见的免疫相关不良反应，多为轻、中度。PD-1/PD-L1 抑制剂所致的任意级别和严重的皮肤毒性发生率分别为 17% ～ 40% 和＜ 5%，常发生在治疗早期，包括皮疹、瘙痒、白癜风、反应性皮肤毛细血管增生症，甚至严重的大疱性皮炎、Stevens-Johnson 综合征 / 中毒性表皮坏死松解症等。

2. 胃肠道毒性

胃肠道毒性也是比较常见的免疫相关不良反应，主要表现为腹泻、结肠炎，多累及乙状结肠和直肠，发生于上消化道者罕见。临床表现为腹泻、腹痛、大便潜血或黏液、发热等，此外还可表现为口腔溃疡、肛门病变（肛瘘、脓肿、肛裂）等。

3. 内分泌毒性

内分泌毒性是另一常见的免疫相关不良反应，包括甲状腺功能异常（甲状腺功能减退、甲状腺功能亢进、甲状腺炎等）和急性垂体炎（垂体功能低下，包括中枢性甲状腺功能减退、中枢性肾上腺功能不足、低促性腺激素引起的性腺功能减退症等）。此外，其他较少见的情况还有原发性肾上腺功能减退、1 型糖尿病、高钙血症、甲状旁腺功能减退等。甲状腺炎患者可能出现不寻常的心动过速、震颤、焦虑、甲状腺肿大、触痛等。患者在免疫治疗期间，如出现乏力、体重增加、脱发、畏寒、便秘、抑郁等症状，需考虑甲状腺功能减退的可能；如出现心悸、出汗、食欲增加、排便增多、体重减轻等症状，需考虑甲状腺功能亢进的可能，进行甲状腺功能检查可确诊。

4. 免疫性肺炎

免疫性肺炎是一类相对少见、但有致命危险的免疫相关不良反应，主要临床表现有呼吸困难、咳嗽、发热、胸痛，偶有呼吸衰竭，而约 1/3 的患者无明显症状，仅为影像学异常。在接受 PD-1/PD-L1 抑制剂治疗的患者中，肺炎发生率＜ 5%。但在最近的真实世界研究中，免疫性肺炎的发生率高达 19%。既往患有慢性阻塞性肺疾病、肺纤维化等，或现患肺部感染者，是发生免疫性肺炎的高危人群。

⊙ 二、心血管毒性

免疫相关性不良反应较少累及心血管系统，心脏免疫相关不良反应发生率＜ 1%，多发生在免疫治疗后的第 1 个月。虽然发生率低，但一旦发生，常常进展迅速，致死率高，应引起重视，尽早发现并及时处理。其临床表现多样，可见心肌炎、心包炎、心肌病、心律失常、心力衰竭、心室功能受损等，其中以心肌炎最为多见。在发生心脏毒性的患者中，约 50%的人伴有其他免疫反应。

⊙ 三、免疫相关不良反应的处理原则

基线评估、仔细筛查、定期监测和随访是基础，早期识别和及时干预是关键。

1. 基线评估

在开始治疗前，应对患者基线情况进行全面评估，一方面排查有无免疫治疗禁忌，另一方面，了解基线情况有助于后期判断是否发生了免疫相关不良反应。此外，还应充分告知患者及其家属免疫治疗的潜在风险和不良反应，进行免疫相关不良反应的宣教，当出现相关症状或体征时，患者应及时向医生报告，并及时就诊，防止免疫相关不良反应进一步恶化。尽管目前还不明确糖皮质激素的使用是否影响免疫治疗的疗效，但其可能导致高血压、高血糖等不良反应，故不推荐在免疫治疗前预防性使用糖皮质激素。

2. 监测与随访

在免疫治疗过程中，监测免疫相关不良反应与评价疗效同样重要，特别是联合治疗时，推荐酌情增加监测频次。免疫相关不良反应的监测包括免疫治疗期间的监测和治疗结束

后的随访。由于部分免疫相关不良反应出现时间较晚，可发生在治疗完成后，故应重视免疫治疗后的随访：①免疫相关不良反应相关检查项目的随访需持续至免疫治疗结束后 1 年，如甲状腺功能、肝肾功能等；②免疫相关不良反应症状的监测需持续至免疫治疗结束后 2 年。

3. 早期识别与处理

应注意早期识别免疫相关不良反应，根据免疫治疗用药史，当出现新发不良事件症状与体征时，应考虑是否为免疫治疗相关，并进行诊断与鉴别诊断，然后按照分级原则进行分层处理。糖皮质激素是治疗大多数严重免疫相关不良反应的主要药物，然而，对于部分免疫相关不良反应，例如甲状腺功能减退等，可通过补充相应激素治疗，无需使用糖皮质激素。

⊙ 四、免疫检查点抑制剂应用的注意事项

1. 特殊人群使用注意事项

对妇科肿瘤合并特殊情况患者，包括自身免疫病、人类免疫缺陷病毒（HIV）感染、骨髓和器官移植、长期使用激素、肝炎，以及处于妊娠期、哺乳期和其他基础疾病活动期（如肾功能衰竭、甲状腺功能亢进、糖尿病、心房颤动等）的患者，建议进行多学科诊疗，评估风险与获益，再决定是否使用免疫治疗。对于特殊人群、风险患者及用药期间出现异

常患者，原则上每隔 1 ～ 2 个用药周期进行一次全面评估，在治疗 4 个月后，如果患者没有出现毒性反应，可考虑适当降低评估频率。

2. 免疫治疗更换

肿瘤治疗期间，一般不建议患者更换免疫治疗，如既往使用 PD–1 抑制剂，现更换为 CTLA–4 抑制剂，疗效不会有太大改变，且可能会增加免疫相关不良反应的发生概率。

⊙ 五、免疫相关不良反应多学科管理团队建立及全程管理

建议以科室为基础，设置成立由免疫相关不良反应相关肿瘤专业、非肿瘤专业、药理专业及护理专业专家组成的多学科管理团队，确定免疫相关不良反应规范防治、会诊抢救、监测和随访流程，定期开展医护人员培训学习，增加免疫相关不良反应识别、诊疗及护理能力，同时对患者及家属进行免疫相关不良反应防治的科普教育与沟通。

免疫治疗在使患者受益的同时，也伴有免疫相关不良反应的发生，可累及全身组织和器官，其不良事件谱独特，大多数不良事件可控，但有少数患者可能出现严重不良事件，甚至危及生命，应引起高度重视。因此，应加强治疗前基线检查评估，提前预防不良事件的发生，做到早期诊断、全程监测、恰当处理。

随着治疗技术的发展，恶性肿瘤患者生存率普遍提高，患者的生活质量成为研究热点。

第四篇

子宫颈癌的康复与随访

第十二章　身心康复

第一节　性康复

随着治疗技术的发展，恶性肿瘤患者生存率普遍提高，患者的生活质量成为研究热点。性行为作为生活质量的一个重要方面，正逐渐从隐秘的角落走向前台。性是生命的动力，是人性的表达。健康和谐的性行为可使肿瘤患者的生活质量显著提高。然而，由于手术、化疗、放疗引起的身体变化及带来的心理负担，许多子宫颈癌患者会出现性功能障碍。

⊙ 一、性功能障碍

性是一个复杂的事物，涉及心理、生理、人际关系、行为学等各个方面。由于每个人对正常性行为的认识有所不同，很难给性行为障碍下一个精确的定义。

⊙ 二、性功能障碍的影响因素

恶性肿瘤及肿瘤相关治疗（如手术、化疗、放疗等）是影响患者性功能及性行为质量的重要因素。此外，性功能障碍还与患者个体特点、生活经历、心理社会因素密切相关。

（一）手术因素

手术切除或改变局部器官的解剖结构，可直接或间接影响性功能。性交能否成功直接取决于阴道切除的多少，例如，根治性全子宫切除术后患者由于阴道变短，术后半年可能仍存在性交疼痛和高潮障碍，2 年后仍可能存在性欲缺乏等。卵巢切除很快会引起绝经期症状，导致性欲降低、阴道干涩缺乏润滑，这些均会影响患者的性功能及性行为质量。

（二）化疗因素

子宫颈癌患者化疗通常持续 3 ～ 6 个月。长期化疗对性功能影响显著。化疗的不良反应如恶心、呕吐、腹泻等，会明显降低性欲和性频率。脱发等形体改变使患者自信心降低。化疗抑制卵巢功能，导致激素水平降低，进而导致阴道上皮变薄、萎缩、失去润滑，由此导致性欲降低、性交困难、疼痛等。化疗对卵巢功能的影响因患者年龄、化疗药物、剂量和持续时间的不同而有所差异，其影响程度及恢复时间很难估计，但这种影响通常是可逆的。

（三）放疗因素

放疗的疗程持续时间一般为 2 个月。放疗对性行为的影响超过化疗。放疗期间产生乏力、恶心、腹泻等，使性欲明显降低。局部高剂量射线导致阴道充血，继之血管消失、溃疡，放疗全程伴随着细菌感染和阴道炎，这些情况意味着放疗期间需要停止性行为。放疗后阴道逐渐纤维化、弹性消失、狭窄和缩短，产生明显的性交困难、疼痛，甚至性嫌恶。放疗晚期并发症，如放射性膀胱炎和直肠炎，会严重损伤性功能，多种形式的阴道瘘更是对性功能损伤严重。另外，放疗剂量在 5 ～ 20Gy 之间可引起卵巢功能永久衰竭，并引发因激素水平低下产生的一系列症状。

（四）心理因素

子宫颈癌患者常认为性行为可能将肿瘤传染给性伴侣，或者促进肿瘤复发。患者认为其患病是由 HPV 感染引起时，即使在康复期也会排斥性行为。不同程度的抑郁可使性欲明显降低，治疗导致形体改变、脱发等可使患者自信心降低，患病带来的经济压力、社会 / 家庭角色的改变或与伴侣关系的紧张等均是性功能损伤的因素。

⊙ 三、性功能障碍的干预

（一）心理干预和性健康教育

性功能损伤的心理干预和性健康教育是肿瘤科医生的重

要职责。由于性问题的隐私性，多数患者都不会主动寻求医生的帮助。因此，医生有责任主动提出与解决问题，并做好沟通与告知工作。

①治疗前与患者沟通，告知治疗后机体结构和功能将会发生的改变，让患者感到一切都在控制中，这样特别有助于患者性功能的恢复；

②随诊时主动了解患者的性行为状况，仔细检查可能引起患者性功能障碍的病理变化，并给予针对性治疗；

③澄清误解：康复期的患者可能认为性行为会加重病情、引起肿瘤复发或传染给对方，医生应当给予充分的解释，以释放患者的心理负担；

④给患者提供坦诚开放地讨论性问题的机会，并提供建议和指导，以提高其性行为质量。

生活方式的调节也很重要，主要包括以下几个方面。

①食物调节，含精氨酸食品、大豆类食品、银杏、人参类可缓解阴道内干涩并提高性欲；

②盆底肌训练、定期性行为有利于提高性行为质量；

③避免吸烟等会降低性欲和性行为质量的行为。

（二）药物治疗

口服或经皮贴剂激素补充疗法能够显著改善性行为的质量，子宫颈癌患者应用后可以显著受益，但应严格掌握适应证。医生根据患者的病理类型、是否行子宫切除术来综合考虑患者是否适合行激素补充治疗。

放疗后坚持冲洗阴道，有症状时局部应用抗生素栓剂可控制阴道感染。治疗后适时开始性行为有助于防止阴道狭窄。阴道缩短和狭窄时，可以用阴道扩张器或仿阴茎性用品治疗，持之以恒是成功的保证。

（三）康复功能锻炼

许多研究表明，全身有氧运动和盆底肌肉训练，可提高患者身体体能、改善局部肌肉力量和血液循环，从而促进患者性功能康复。

1. 全身有氧运动

慢跑、健身走、太极拳、八段锦等都可提高患者的身体体能，从而促进患者性功能康复。若选择健身走，一定要坚持有规律地走，尤其是要做到 3 个固定：运动时间固定、运动量固定和步频固定。如果经常间断运动或频繁改变步行时间、步行强度和步行节奏，会大大降低健身效果。

2. 盆底肌肉训练

患者可通过盆底肌肉训练来促进性功能康复。锻炼方法是盆底肌等长训练：站立位时肛提肌、提臀肌等长收缩；卧位时示指戴清洁指套，外涂消毒润滑剂后插入阴道内，以手指感觉进行训练，收缩盆底肌，保持肌肉紧绷状态约 10 秒，再完全放松肌肉约 10 秒，重复以上动作约 10 次，这被认为是一组练习，一般每天应分时段进行 3 组练习。

重视子宫颈癌患者的生活质量，特别是治疗后的性功能恢复，是非常必要的。我们需要顺应医疗模式的改变，将工作目标放在“既祛除疾病，又要使患者达到身体和心理的完全康复”这一高度上。这需要我们医务工作者具有良好的人文修养、交流技巧，为患者提供性健康教育和康复指导。

第二节 早期子宫颈癌患者保留生育功能

在我国，子宫颈癌是发病率最高的女性生殖道恶性肿瘤。虽然有效的筛查体系和人乳头状瘤病毒（HPV）疫苗正在大规模推广普及，子宫颈癌总体发病率有所下降，但是却呈现出发病年轻化的趋势。据统计，约40%子宫颈癌患者处于生育期。随着我国开放二孩、三孩政策，越来越多的早期子宫颈癌患者确诊时仍有生育愿望。子宫颈锥切术、子宫颈切除术和根治性子宫颈切除术（RT）是早期子宫颈癌患者保留生育功能的手术方式。子宫颈锥切和子宫颈切除是镜下浸润癌（ⅠA1～ⅠA2期）患者保留生育功能的重要手段。而根治性子宫颈切除术是Dargent在1987年创立的，经过30年的发展，目前全球已有2000多例该手术的报道，手术途径也从腹腔镜辅助阴式（VRT）发展到开腹（ART）、腹腔镜（LRT）和机器人辅助腹腔镜（RRT）等多种术式。

⊙ 一、早期子宫颈癌患者保留生育功能的适应证

1. 有强烈的生育愿望。

2. 年龄≤ 45 岁。

3. 影像学提示病灶局限于子宫颈，病灶距离子宫颈管内口＞ 1cm。

4. FIGO Ⅰ A1 ～Ⅰ B1 期患者；Ⅰ B2 期有成功案例，但须慎重。

5. 无淋巴结转移。

6. 经病理检查，确认为子宫颈鳞癌、腺癌和腺鳞癌，排除神经内分泌癌、胃型腺癌等特殊病理类型。

⊙ 二、早期子宫颈癌患者保留生育功能的术前评估

手术前，必须进行全面评估，排除手术禁忌证。如有需要，建议于保育手术前至生殖医学专科咨询评估，或进行多学科团队（MDT）评估。评估内容包括妇科检查、常规血液检查、生育能力检查、影像学检查等。

1. 妇科检查：妇科检查是评估子宫颈癌患者能否接受保留生育功能手术的重要手段。包括了解子宫颈病灶的位置、大小，阴道有无累及，宫旁组织有无受累，以确定肿瘤的临床分期。

2. 常规血液检查：包括肿瘤标志物（SCCA、CA125、

CA19-9、CEA）等检查。

3. 生育能力检查：对于超过 35 岁的女性，推荐于保留生育功能术前行常规生育能力检查，评估是否适合接受手术，以及术后妊娠概率等，必要时可至生殖医学专科咨询会诊。术前需要着重评估卵巢储备功能，具体可以在月经周期任意时期进行血抗米勒管激素（AMH）检查，或在月经停止起第 1 ～ 3 天（卵泡期）抽血行性激素检查，或行经阴道超声检查，对双侧卵巢窦卵泡计数。

4. 影像学检查：首选盆腔增强 MRI，全身检查推荐 PET-CT 或胸部 CT 及腹部增强 CT。

⊙ 三、早期子宫颈癌患者保留生育功能的手术类型

早期子宫颈癌患者保留生育功能须根据疾病的分期选择不同的手术类型，包括子宫颈锥切、子宫颈切除和根治性子宫颈切除。RT 手术将切除子宫颈和 1 ～ 2cm 阴道，再进行功能和结构重建，对生殖道原有的结构破坏较大，影响术后妊娠率，增加不良妊娠发生率。不同期别子宫颈癌宫旁转移率和淋巴转移率不同，因此，为达到精准治疗，必须根据疾病的分期选择最合适的手术类型。NCCN 指南推荐：①ⅠA1 期无淋巴管脉管间隙浸润（LVSI），可行子宫颈锥切术，达至少 3mm 阴性切缘。②ⅠA1 期伴 LVSI 或ⅠA2 期，首选根治性子宫颈切除＋盆腔淋巴结切除（或前哨淋巴结活检术，SLNB），

或子宫颈锥切术（达至少 3mm 阴性切缘）＋盆腔淋巴结切除（或 SLNB）。③ⅠB1 期和部分ⅠB2 期，选择根治性子宫颈切除＋盆腔淋巴结切除 ± 腹主动脉旁淋巴结切除（或 SLNB）。而 FIGO 指南推荐的ⅠA 期保留生育功能的手术类型与 NCCN 指南略有差异：①ⅠA1 期，无论是否伴有 LVSI，均行子宫颈锥切术。②ⅠA2 期，首选子宫颈锥切术＋盆腔淋巴结切除术。

⊙ 四、RT 术后妊娠相关问题

RT 术后妊娠受多因素影响，包括阴道子宫颈解剖结构改变、术后并发症、性行为、夫妻感情等，总妊娠率约为 55%，属于高危妊娠，必须进行产科全程管理，必要时可考虑进行 MDT 评估，制订个体化方案。

第三节　幸存者身体活动

目前已有证据表明，适宜的有氧运动和 / 或抗阻运动等可改善肿瘤相关不良症状（身体功能障碍、焦虑、抑郁症状、疲乏、睡眠和健康相关生活质量），降低肿瘤复发风险，提高生存率，减轻家庭及社会经济负担，提高肿瘤患者生活的幸福感。

此外，国内外指南一致认为，运动测试和干预对癌症生存者通常是安全的，并且每个癌症生存者都应该“避免不活动”，运动干预在肿瘤诊疗整体过程中发挥着重要作用。

⊙ 一、肿瘤患者运动康复遵循的原则

1. 因人而异

在为肿瘤患者制订运动康复治疗目标和方案时，需为其制订个性化运动康复方案。主要从患者功能障碍的特点、治疗进度、康复需求等方面考虑，并定期评估肿瘤患者身体状况，及时调整方案。

2. 循序渐进

运动康复治疗应该遵循累积训练效应，以实现由量变到质变。避免急于求成，引起运动性伤病。

3. 持之以恒

运动康复治疗需要持续一定时间才能获益，即使当下康复效果甚微，也要在调整运动康复方案的同时，鼓励肿瘤患者坚持下去，防止功能退化。

4. 主动参与

肿瘤患者主动参与是获得疗效的关键，医护人员需从多角度采取措施，调动其运动积极性，并结合患者个人运动兴趣爱好，以取得更好效果。

5. 全面康复

肿瘤患者除存在身体功能障碍外，还多伴有疼痛、疲劳、焦虑抑郁等合并症。在进行运动康复治疗时应全面评估患者情况，促进其全面康复。

⊙ 二、运动方式

1. 有氧运动

有氧运动也称耐力运动，是指身体大肌群有节奏的、较长时间的持续运动，这类运动所需能量是通过有氧代谢产生的。有氧运动可改善肿瘤患者心肺耐力，减缓多种治疗不良反应和肿瘤性疲乏，优化人体代谢功能，如血糖、血脂。常见的有氧运动包括快走、跑步、广场舞、太极拳、骑自行车和游泳等。

有氧运动处方具体如下。①运动频率：3 ～ 5 天 / 周；②运动强度：中等或较大强度；③运动总量：每周 150 分钟中等强度或 75 分钟较大强度运动，或两者结合的等量运动。

2. 抗阻运动

抗阻运动是指人体调动身体骨骼肌收缩来对抗外部阻力的运动方式。患者可利用自身重量或特定训练器械实施该运动，如弹力带、杠铃、哑铃或固定器械。抗阻运动可提高肿瘤患者肌力、耐力和爆发力，也能改善其心肺功能、肌肉骨骼系统、关节活动度、心理状况和生活质量。不同患者应根据自己的体质状态选择运动项目和运动量。

抗阻运动处方如下。①运动频率：2～3次/周，每次锻炼之间间隔足够的时间休息；②运动强度：低强度开始，小幅度地增加。10～15个动作为一组，每组练习之间休息2～3分钟，当能耐受3组时，考虑增加阻力/负荷重量；③运动总量：8～12个动作/组，2～4组；④运动类型：健身器械、哑铃或杠铃、自身重量及弹力带。

3. 柔韧性运动

柔韧性运动是一种通过有意识地控制肌肉收缩和放松，从而逐步放松全身的方法。柔韧性运动的强度无具体指标，根据患者主观承受范围而定，常用于身体大关节，如肩、髋、踝。柔韧性运动可增强神经肌肉协调控制能力，调节肿瘤患者的情绪，改善关节活动度，促进淋巴回流，缓解疼痛，作为有氧运动和/或抗阻运动后的整理运动或者之前的热身运动，还可以结合呼吸技巧达到更好的效果。

柔韧性运动处方如下。①运动频率：每周2～3天，每天进行效果更佳；②运动强度：局部紧绷或轻微不适，在可忍受的关节活动范围内活动；③运动总量：静力拉伸保持10～30秒为一组，2～4组/天，累计60～90秒；④运动类型：所有大肌群的拉伸或关节活动范围的运动。

WHO推荐成人每周累计进行至少150～300分钟中等强度有氧运动，或75～150分钟较大强度有氧运动，或中等和较大强度有氧运动相结合的等效组合，每周进行超过 300 分钟中等强度 /150 分钟较大强度运动，将获得更多健康益处。每周至少进行 2 次抗阻练习，老年人和慢病人群应加强肌肉力量练习和动态平衡练习，即使低于以上运动量也可为初始运动者或体弱者带来健康 / 体适能益处。

⊙ 三、运动安全性

1. 恶性肿瘤患者运动禁忌证

（1）手术伤口未愈合、不能耐受运动者；

（2）极度疲劳、贫血（＜ 80g/L）或共济失调者；

（3）放化疗、靶向治疗等的毒性反应＞Ⅲ级（NCI-CTCAE5.0）者或严重不能耐受运动者；

（4）伴心血管疾病和肺部疾病患者的运动禁忌证，参考中国心脏康复与二级预防指南（2018 版）/ 慢性阻塞性肺疾病临床康复循证实践指南（2021 版）：不稳定型心绞痛未控制、心功能Ⅳ级、未控制的严重心律失常、未控制的高血压者；

（5）高热或严重感染、恶病质状态、多器官功能衰竭或无法配合者；

（6）血栓活动期患者；

（7）由多学科肿瘤康复团队判断的不适合运动的其他情况。

2. 恶性肿瘤患者常见运动损伤风险

（1）骨转移患者，应警惕骨折风险；

（2）因抗肿瘤治疗造成免疫力下降者，需注意感染风险；

（3）肿瘤化疗导致周围神经病变患者，应注意跌倒风险；

（4）伴心血管疾病患者（继发或原发），应通过降低运动强度、缩短运动时间来调整运动方案并增加医疗监督，以保证运动安全性；

（5）发生子宫颈癌治疗后相关下肢淋巴水肿风险时，进行下肢锻炼可能出现下肢水肿；伴有淋巴水肿患者，运动时应穿戴松紧合适的服装。

生命在于运动。肿瘤患者在术后身体条件许可的情况下，进行全身运动是非常必要的。运动的原则是少量多次，量力而行，循序渐进，做到劳而不倦。手术后在住院期间可以在医护人员的指导下进行床边或下地活动；出院后身体恢复较好者，可选择自己喜欢且适宜的运动，如散步、慢气功、瑜伽等项目。运动不仅可以提高身体的免疫力，还能激发积极的情绪。另外，力所能及的家务劳动也是一项简单的运动，还能增进家庭的和睦。

*准备运动要注意：*运动前应做一次全面的体检，充分了解自己的状况，然后安排适宜的运动；也可听取医生的建议；运动过程中也要定期体检；如果出现不适，最好停止锻炼，向医生咨询。

第四节　心理康复

癌症患者最突出的焦虑症状通常是躯体的一些非特异性症状，包括心悸、气短、大汗、腹痛和恶心，也可能出现食欲减退、精力下降或失眠，有时候还可能出现过度警觉和容易激怒的状态。在康复期，患者可能担心癌症复发、疾病进展，担心自己无法履行妻子义务，导致丈夫出轨，甚至引起家庭变故等，由此出现慢性焦虑。

子宫颈癌患者为女性患者，在康复期往往面临更多的生理、心理、社会和家庭问题，因此，子宫颈癌患者的心理失衡在所有癌症患者中更为突出。子宫颈癌患者担心子宫切除术会影响女性特征。此外，她们会过于担心治疗失败、疾病复发、过早衰老、丈夫对性行为不满、失去丈夫的爱等种种问题，从而引发抑郁和焦虑情绪。

心理问题会使患者感到痛苦，降低患者生活质量，削弱抗肿瘤治疗的依从性，增加患者自杀风险，增加家属的心理负担。有研究表明，抑郁可以增加疼痛的敏感性，加重不良反应，抑制机体免疫功能，导致患者严重营养不良，生活质量降低，甚至影响患者的生存。

下面来了解一下面对癌症时患者应该掌握的心理和行为技巧。

1. 逃避没有用

逃避就如同鸵鸟心态，又像是掩耳盗铃，对解决问题没有什么大的帮助，只是能暂时缓解一下内心的痛苦。所以，患者要面对现实。

2. 关注现在，积极解决问题

癌症给病友们带来了极大的不确定感和不安全感，使人变得惶恐不安，感觉自己仿佛失去了对未来的掌控能力。面对现实，有很多实际的问题等待我们去解决，例如我们如何获得更规范的治疗，选择何种治疗方案，怎样安排治疗期间的生活和工作等。当我们开始关注当下，积极解决现有的问题时，恐惧和担忧也就被忽略了。

3. 寻求支持与帮助

“人”字是由相互支撑的两个笔画组成的，每个人都需要他人的支持和帮助，同时也会去帮助别人，主动寻求帮助和支持不代表懦弱，而是获得了强大的康复资源。

4. 顺其自然，为所当为

任何伤口都需要时间去愈合，病友们需要一个心理疗伤的过程。当我们学着忘记癌症这件事，变得行动自然时，内心会获得平静。我们要顺其自然，回归社会和生活。退一万步来说，适应带瘤生活，也是一种生存方式。

5. 转移注意力

患癌后，我们会不自觉地把注意力都放到所有和癌症有关的事情上，会过度关注自己的身体状况，对微小的风吹草动都感到恐惧。殊不知，不断忧虑的恶性循环正在打垮你的斗志，消磨你的意志。病友们要学会转移注意力，从忧虑、担心、恐惧中解脱出来。

（1）不要一个人独自承受不幸。一个人冥思苦想自己如何不幸，癌症是多么可怕，只会让自己陷入更糟的情绪。而人在独处时更容易胡思乱想，所以参加社交活动，或和朋友常联系，可以适时宣泄自己的不良情绪。

（2）坚持锻炼。根据自己的体力制订适合自己的锻炼计划，在清新的空气中，有氧运动会让烦闷的我们心胸开阔，获得好心情。

（3）关注生活质量。做了治疗决定后，就不要再患得患失，要开始关注生活质量本身。花时间关注能让你快乐的事情，用充实的活动排满日程表，这些活动会让我们转移注意力，无暇顾及“自己是一个患者”这一焦虑想法。

（4）快乐的联想。当你为疾病痛苦烦恼的时候，试着想象快乐的情景、美丽的画面，可以自由地发挥、尽情地联想，要让自己从焦虑紧张的状态中转移出来，可以想象自己战胜疾病后的快乐生活，也可以想象体内的免疫细胞在辛勤地工作，杀灭癌细胞等。

6. 学会与疾病相处

如果只把自己当成是癌症的受害者，多彩的生活会变成只有黑白两色。谁偷走了你的健康？谁动了你的身体？不是癌症，而是你自己。

癌症只是疾病的一种，任何疾病如果没有得到及时、合理的医治，都能置人于死地，包括感冒发烧。所以，你根本不需要害怕，要用平常心来看待自己的病。我们的目标并不一定是要完全消除癌症，而是要学会如何有效地管理它，减轻它带来的压力和痛苦，并且学会改变自己对它的反应。

7. 多思考癌症带来的“好处”

现代医学已经不再把癌症视为一种“绝症”，更多的是将其看作一种慢性疾病，像所有慢性疾病一样，我们要做的是更好地管理自己的健康，调整自己的生活和饮食方式，为自身的健康投资。

（1）“塞翁失马，焉知非福。”有的人在患病前，根本没有时间关注自己的健康，把时间都用在了工作上，不知疲倦地四处奔波，严重透支自己的身体，而忽视了体检；有的人生活不规律，患病后，反而开始锻炼身体，戒烟戒酒，作息规律，定期复查。于是很多人从一个只会工作的人变成了一个懂得欣赏生活的人，变得更爱护自己。

（2）癌症也许为我们提供了重新生活的契机。我们可以为僵死的生活打开一个豁口。人不能总想着完美的人生，也许缺陷，才是生活最美的地方。我们应该珍惜现在的生活，多一点勇气去面对现实。

（3）庆祝“死神”的通知。人都是“向死而生”，死亡是生命的终极，人类无法避免死亡。晚期癌症或许相当于给我们下了死亡通知书，判处了“死缓”，但在此后更加有限的生命时光里，也给了我们充足的准备时间去就医、战胜疾病，让我们有机会来得及计划和安排未竟之事。我们可以从容笑对疾病，可以有意义地过好当下的每一天。与“死神”不期而至就夺命相比，也许患癌更为幸运。

8. 社会支持

多与患有同种疾病的病友交流，争取更多倾诉机会，向他们学习在康复期如何正确面对疾病，维持正常的生活方式，保持乐观心态。要尽量释放不良情绪，维持心理平衡。也需要多和家属沟通，特别是自己的丈夫，得到他们的理解和支持。

9. 自我调节

有意识地多进行自我心理调节，如练习深呼吸放松、太极、瑜伽、冥想、正念、养生气功等。同时，合理的体育锻炼也是调节心理的良好方式，可有效控制患者的恐惧和不安。进行自我放松疗法时，需选择安静环境，取最舒适的姿势放松身体，开展深呼吸训练、全身肌肉分段放松训练，做放松操，每天早、晚各 30 分钟，建议与音乐结合放松疗法一起进行。形式有静卧、深呼吸、听轻音乐等方式。以上这些或许可以缓解患者的紧张状态，愉悦心情，有利于治疗和康复。

10. 心理支持

如果患者无法通过上述方式解决心理问题，甚至越来越严重，请及时就医，寻求专业人士的帮助。许多痛苦通过自我调节是无法得到缓解的，例如因疾病本身和治疗不良反应引起的失眠、疼痛和食欲下降，这时就需要心理医生的帮助，许多心理治疗方法、技术及一些药物对改善各种情绪症状是非常有效的。不要低估内心的痛苦，以睡眠问题为例，睡眠对健康的影响非常大，睡眠障碍往往不是仅吃一片安定就能很好解决的，要让心理医生或精神科医生帮助找出引起失眠的真正原因，进行有针对性的治疗。

用“过好每一天”的态度来应对癌症。努力让自己的内心活在当下，不要总为昨天后悔，也不要总为明天担忧，只有活好今天才是最真实、最重要的，这样做能避免产生过多不必要的焦虑，也会让我们更好地专注于眼前，更充分地利用每一天。

第五节　营养指导

充足而全面的营养在癌症病友们的治疗、康复中起着重要作用。癌症患者需要比普通人摄入更多的蛋白质、热量、无机盐及维生素等营养物质，以提高机体免疫力，改善机体营养状况，更好地接受抗癌治疗。饮食搭配的基本原则就是均衡多样，既要有蛋禽类、鱼类、奶制品、豆类等优质蛋白，又要有富含维生素和纤维素的新鲜蔬菜，脂肪不宜过多，碳水化合物尽量粗细搭配。老年病友因消化功能减退，宜少食多餐，充分咀嚼，以助消化。

现代医学研究发现，健康平衡的饮食是保证身体机能正常运转的重要保障，切勿轻信偏方秘诀，避免过量食用未经科学证实的“抗癌食物”，如有需要，可以到正规医院的营养科咨询。

为了补充蛋白质，有些病友喝牛奶，却出现了不耐受、腹泻的情况怎么办呢?

不耐受常见的原因可能有：①空腹喝牛奶。牛奶在胃内停留的时间短，排空速度快，其中的蛋白质等营养成分未经充分消化就进入肠道，导致营养素的吸收率低，腹胀、腹泻发生的风险增加。②乳糖不耐受。有些人因小肠黏膜缺乏乳糖酶，不能分解和吸收纯牛奶中的乳糖，饮用后会产生腹痛、腹胀、腹泻等症状。③大口地喝牛奶。建议小口慢饮牛奶，这样牛奶中的蛋白质可与体内的胃酸充分接触，形成细小的凝块，更利于消化、吸收。④喝冰牛奶。冰冻后的牛奶建议加热后再饮用。⑤喝放置过久的牛奶。要注意看牛奶的保质日期，放置过久的牛奶，容易出现分层现象，不仅影响口感，营养价值也会降低。因此牛奶的饮用时间离生产日期越近越好，推荐常温奶在生产日期后的一个月内饮用。

肿瘤患者在饮食方面经常会陷入一些误区，快来看看有没有你的困惑：

1. 担心营养促进肿瘤生长，希望饿死肿瘤

这是错误的观点。很多肿瘤患者都担心吃得营养丰富会促进肿瘤细胞生长，因此不敢多吃，有的人甚至采用极端的节食方式想要饿死癌细胞。目前并没有任何证据表明营养支持会促进肿瘤生长。不仅如此，患者节食或少食还会恶化营养状况，使机体处于分解代谢状态，肿瘤会掠夺正常细胞的营养，甚至分解人体肌肉组织中的蛋白质，导致患者营养不良，降低治疗的耐受性和生活质量。

2. 肿瘤患者该不该忌口

患者盲目忌口，易导致饮食不平衡、饮食摄入不足及营养不充分，进而引发体重下降、肌肉萎缩，使得身体更加衰弱，免疫力严重下降，可能因此干扰抗肿瘤治疗，延误病情。

3. 喝汤最有营养

这是错误的观点。汤的营养只有原料的1%～10%，且多为脂肪及一些维生素和矿物质等，大部分营养（特别是蛋白质）都留在肉渣里，要想多补充营养，应将汤和肉渣一起食用。

4. 鸡鸭肉、海鲜是“发物”，促进肿瘤生长

这是错误的观点。这类食物含有丰富的优质蛋白质，肿

瘤患者在治疗期间非常需要蛋白质以促进细胞组织修复，所以这类食物可以吃，而且鼓励吃。

临床营养学及西医没有“发物”的概念，这类动物食品富含蛋白质及其他宏量、微量营养素，对治疗期及早期康复期患者均非常有益。

5. 肿瘤患者能吃多少糖（精制糖）

美国癌症研究所 2009 年发布建议：应限制精制糖（如白糖、冰糖、红糖等）的摄入，女性每天摄入不超过 25g。

6. 泡菜、酸菜能吃吗

可以吃。当年腌好的酸菜可以提高食欲，每周可吃 1 ～ 2 次，每次少量。泡菜经过发酵后含有乳酸菌，对身体是有益的，但盐分也较多，因此泡菜可以吃但不要过量食用。食物种类一定要多样化，以新鲜的蔬菜为主。

7. 盲目服用偏方、保健品

这是常见误区。偏方、保健品成分复杂且不明确，有些还含有激素，其疗效不确定，甚至有可能影响治疗药物发挥正常作用。中医药保健品也不可避免地具有一定的不良反应，比如肝功能损害等。因此，患者需要在正规医院医生的指导下使用此类保健品，切忌盲目自行服用。

对患者和家属进行营养教育和膳食指导，帮助患者建立良好的饮食习惯，促进患者机体康复，提高机体免疫力和生存质量。

第六节　重返工作岗位

随着医学诊断技术的更新发展，癌症患者幸存者的5年生存率不断提高，带癌生存已成为一种普遍现象。重返工作岗位通常意味着恢复正常生活，对癌症幸存者改善身心健康、提高生活质量及实现自我价值具有重要意义。对于已经治愈的癌症病友来说，参加工作是一项很重要的需求。这既是谋生所必需，患者的工作可能是家庭生活和继续治疗的重要经济来源；同时也是社会的需要，参加工作可以让患者找回在治疗期间丢失的价值感。

⊙ 一、癌症幸存者重返工作岗位的影响因素

（一）个体因素

1. 社会人口学因素

癌症幸存者重返工作岗位会受到其年龄、婚姻、受教育程度、经济收入等人口学因素的影响。相较于老年患者而言，年轻患者更加倾向于积极应对癌症后的生活，成功重返工作的可能性较高。另外，文化程度越高，经济水平越高的患者重返工作的概率就越高，这可能是由于他们大多从事脑力劳动工作，工作能力较强，在保证认知功能的情况下，在就业

选择方面更加灵活。

2. 个人认知

个体对疾病和预后的认知将直接影响其重返工作岗位的结果。有研究发现，一部分幸存者对疾病症状及预后存在着错误的认知，认为患癌后不适合重返工作岗位。

3. 疾病相关因素

确认癌症分期和治疗会给幸存者的身体造成损害，进而影响其身体功能，从而影响工作结果。肿瘤晚期、较差的健康状况、严重症状及并发症是阻碍幸存者重返工作岗位的重要因素。癌症幸存者因治疗引发的不良反应，如恶心、呕吐、疲劳、认知障碍等，使幸存者的身体功能受限，工作能力下降，进而影响其重返工作岗位。这提示医务人员在康复期应加强随访、增加对癌症幸存者的症状管理、帮助其改善身体功能，这对于促进幸存患者重返工作岗位具有重要意义。

（二）工作相关因素

工作类型、工作满意度、工作自我效能及工作环境等是常见的影响癌症幸存者重返工作的影响因素。一项研究发现，非正式工作对妇科癌症幸存者的负面影响较大，会降低她们重返工作的可能性。研究表明，从事脑力劳动为主工作的患者，如职员、教师、公务员等，其重返工作情况明显优于体力劳动者、手工业者。工作满意度较高的幸存者对工作持乐观态度，重返工作的意愿更加强烈。相反，工作满意度低，重返工作意愿不强，那么幸存者成功重返工作的概率就较低。

（三）社会支持

癌症幸存者在经历癌症治疗后，来自家庭内部、朋友、工作同事及医护人员的支持能助力她们获得积极乐观的心态，增强重返工作的决心。较多的社会支持可帮助幸存者积极地参与到社会活动中，增加人际交往，获得重返工作的信心。同时，来自工作场所的支持也是十分重要的，有研究显示，获得雇主支持的癌症幸存者，其工作保留概率是无雇主支持者的2倍，雇主倡导的职业康复活动及在病假期间的接触交流都有利于提高癌症幸存者的重返工作率。若同事及雇主缺乏对癌症幸存者的认识及相应的支持，则会给幸存者重返工作带来较大压力。医护人员提供的专业支持对患者重返工作也具有积极影响。

⊙ 二、癌症幸存者重返工作的干预

1. 职业康复干预

目前，我国尚无针对癌症幸存者的职业康复干预。建议临床医护人员在治疗的同时，增加对癌症康复的关注。

2. 运动康复干预

体育锻炼可减轻化疗的不良反应，如肌肉力量和心肌功能的下降、疲劳等。运动锻炼虽有助于增强癌症幸存者的身体素质，减轻癌症相关症状负担，但在改善其重返工作状况方面，仍有待加强。要促进患者重返工作岗位还需要整合其心理、职业和身体等多方面的干预措施，如此才能取得一定成效。

3. 社会支持干预

社会支持作为癌症幸存者可利用的外部资源，不仅能缓解身心压力，还可直接影响其社会功能。家庭是患者获得社会支持的重要来源，但癌症患者重返工作的想法常常受到家属的反对，帮助癌症患者家属树立正确康复观至关重要。护理人员应有针对性地对家属开展健康教育，告知其重返工作不仅是患者正常的心理需求，同时也能促进家庭和谐。医护人员还可通过组织培训班、癌症康复营等活动，邀请专家讲授癌症康复知识和方法，增强癌症幸存者重返工作岗位的信心。此外，还可邀请病友分享成功重返社会的经验，为患者答疑解惑，重塑患者重返工作岗位的信心。

4. 多学科职业康复干预

多学科团队模式越来越频繁地应用在癌症幸存者职业康复领域中。根据幸存者工作相关问题，由肿瘤职业康复医师、心理学家、肿瘤科护士等组成多学科小组，提供支持干预，通过面对面、电话会议等方式，评估幸存者的工作相关问题，依据幸存者的诊断及偏好，提供与工作有关的支持，以促进癌症幸存者重返工作。

综上可知，组建多学科职业康复团队，为癌症幸存者提供全方位身体、心理、社会、工作的干预措施，能有效提高其工作生活质量。

第七节 下肢淋巴水肿

淋巴水肿（lymphedema，LE）是外部或自身因素引起的淋巴管输送障碍造成的渐进性发展的疾病，早期以水肿为主，晚期以组织纤维化、脂肪沉积和炎症等增生性病变为特征。LE 分为原发性 LE 和继发性 LE。其中，继发性 LE 的最常见原因是肿瘤压迫淋巴管，手术或放疗破坏局部淋巴回流。下肢 LE 多继发于妇科肿瘤术后。

⊙ 一、下肢淋巴水肿概述

下肢淋巴水肿是妇科肿瘤患者治疗后发生的一种常见的慢性、不可逆转的并发症，具有慢性进展性和难治愈性，严重影响了妇科肿瘤患者的生活质量。妇科肿瘤治疗后下肢淋巴水肿总发生率为 25%，子宫颈癌治疗后下肢淋巴水肿总发生率为 19.3%，手术联合放疗、单纯放疗和单纯手术的患者下肢淋巴水肿的发生率分别为 29.3%、16.3% 和 8.9%。

⊙ 二、下肢淋巴水肿的相关因素

下肢淋巴水肿的危险因素包括肿瘤本身阻塞淋巴管、手术、放疗和感染等。除了与恶性肿瘤相关的危险因素外，肥胖和术后体重增加也是妇科肿瘤术后下肢淋巴水肿的主要危险因素。

肥胖和术后体重增加可能与淋巴系统和脂肪沉积之间的相互作用有关。一方面淋巴缺陷促进了脂肪沉积，另一方面脂肪组织的炎症反应也会对淋巴功能造成损害。

子宫颈癌的手术中通常包括淋巴结清扫术，一般来说，下肢淋巴水肿的风险与被切除的淋巴结数量成正比。

放疗是局部晚期子宫颈癌的标准治疗方法，也用于早期子宫颈癌术后存在中、高危因素者。放疗导致的淋巴水肿被认为是由于淋巴结和淋巴管硬化、瘢痕形成，进而引发上游淋巴回流受阻所致。

⊙ 三、淋巴水肿的筛查

体积测量法是国内临床常用的筛查手段，患侧体积较健侧多出 200mL 或 10%被广泛认定为淋巴水肿诊断标准阈值。

1. 周径测量法

利用卷尺在患者肢体的明显体表标志处，每隔一定距离测量周径，再根据公式将周长换算成体积。如下肢可测量膝部及上下 10cm、20cm、30cm 共 7 个部位的周长。整个肢体体积则为各段体积之和。

2. 水置换法测量

将肢体浸入盛满温水的容器内，利用公式 $V=r^2h$ 测量溢出水的体积，r 为桶内径，h 为水面高度变化值，测量 2 次，取均值，或对此部分水称重后计算体积。如患者肢体存在外伤、感染、丹毒及蜂窝织炎等并发症，则为测量禁忌。

⊙ 四、淋巴水肿分级

根据淋巴水肿检查评估，将其分为轻度水肿、中度水肿、重度水肿。

1. 轻度：患肢肢体体积大于健侧 20% 以内（对水肿肢体加压可出现凹陷，肢体抬高时水肿大部分消失，无纤维化样皮肤损害）。

2. 中度：两侧体积差 20% ～ 40%（加压时，水肿肢体不出现凹陷，肢体抬高时水肿部分消失，有中度纤维化）。

3. 重度：患肢肢体体积大于健侧 40% 以上（出现象皮肿样皮肤变化）。

⊙ 五、下肢淋巴水肿的临床表现

下肢淋巴水肿的临床表现，一般是因人而异的，一些患者仅可见踝关节肿胀，但水肿可以从脚部延伸到腹壁，也可能仅见于非典型部位，例如阴阜和大腿上部，并且病程常常反复。

下肢淋巴水肿早期可表现为患肢凹陷性水肿，随着病情进展，患者自觉肿胀感、沉重感、麻木、刺痛，不断加重的组织纤维化和脂肪沉积使患肢增粗、组织变硬、表皮过度角化粗糙，长期发展可致关节功能障碍，行动不便，同时频发的淋巴管及周围组织炎症严重影响患者日常生活。

一些下肢淋巴水肿具有特定临床特征，如 Stemmer 征阳性（不能捏起脚趾根部的皮肤皱褶），表明淋巴水肿已并发皮肤纤维化，然而即便 Stemmer 征呈阴性也不能排除淋巴水肿。

⊙ 六、下肢淋巴水肿的防治

（一）宣教

下肢淋巴水肿重在预防，对医生和患者的宣教同样重要。对临床医生来讲，预防下肢淋巴水肿的第一步是识别高危患者，即在早期识别 0 期和 1 期淋巴水肿患者，在这两种情况下，皮肤没有变化，水肿是可逆的。如有可能，临床医生应尽量采用保守性的手术或者治疗计划，如术中行前哨淋巴结活检术或选用更适当的辅助治疗方法，这可能会显著降低下肢淋巴水肿发生的风险。临床医生应重视妇科肿瘤患者治疗后 3 年内的随访，及时发现与下肢淋巴水肿相关的症状和体征，定期评估患者淋巴水肿的情况。

患者应在妇科肿瘤治疗后进行定期随访，接受淋巴水肿有关的教育，这些措施有助于早期诊断和发现症状后的及时治疗。宣教内容包括：提高机体抵抗力，尽量不要泡温泉、蒸桑拿等；应日常穿戴压力袜（推荐3级弹力袜），有意识地、预防性地进行手法淋巴引流；禁止在淋巴管破坏侧或进行过淋巴管手术的患肢进行输液治疗，同时做好患肢皮肤的护理。关于下肢淋巴水肿患者的日常活动与锻炼，美国国立综合癌症网络2019年的肿瘤生存指南指出，淋巴水肿不是体力活动的禁忌证，患者可以参加有氧运动或肢体轻度力量训练，也不需要特别的预防措施。为保证下肢淋巴水肿患者的肌肉力量和活动能力，应鼓励患者进行适度的日常锻炼，如渐进式力量训练等。但在开始进行患肢或高危肢体的体力活动之前，应考虑佩戴特殊的加压装置，并由淋巴水肿专家进行相关评估。

（二）治疗

1. 保守治疗及手法引流综合消肿治疗

下肢淋巴水肿的早期保守治疗包括促进淋巴液回流入静脉系统，减少淋巴液的积聚和皮肤纤维化的发生。手法引流综合消肿治疗（CDT）是目前淋巴水肿公认的疗效最为确切的治疗方法，适用于早期到中期有症状的下肢淋巴水肿患者，但此方法对晚期下肢淋巴水肿的炎性反应和脂肪沉积并无治疗作用。

CDT是一系列治疗方法的结合，包括手法淋巴引流，皮肤和指甲的护理，多层压力绷带加压包扎和治疗性锻炼等。

临床医生可针对患者下肢淋巴水肿所处的不同阶段选择合适的治疗方法。其本质上是一种姑息性疗法，目的是减轻症状和防止淋巴水肿进一步发展，而不是治疗淋巴水肿。CDT包括以下两个阶段。

第一阶段是强化治疗阶段。对于0期或1期下肢淋巴水肿患者，早期保守治疗可以选用弹力袜（3级）或非弹性压缩绷带。该方法能够促进淋巴回流，避免皮肤纤维化和进一步淋巴淤滞。当简单压迫无效时，进一步的治疗包括手法淋巴引流和间歇性气动压缩装置。手法淋巴引流利用有针对性的按摩和肢体运动，刺激淋巴从受损组织引流向完好的组织，最终引流至淋巴循环。研究表明，手法淋巴引流与绷带加压包扎相结合在改善淋巴水肿症状方面比单独使用手法淋巴引流更有效。细致的皮肤卫生护理方法，如皮肤清洁、应用乳液和润肤剂都至关重要，可有效地减少蜂窝织炎及皮肤感染等的发生。

第二阶段是维持治疗阶段，在患者患肢的体积和皮肤症状得到控制后，根据医生或淋巴水肿治疗师的意见穿戴压力袜,6个月进行1次复查，以确定是否需要进一步的强化治疗。如果患者在第二阶段全力配合，可能几乎不发生下肢淋巴水肿。接受CDT治疗的患者也可能会出现一些淋巴水肿相关并发症，如慢性疼痛、日常活动范围受限、步态异常、穿衣困难、焦虑或抑郁等。CDT的治疗需长期维持，最好在专科医院或淋巴水肿专科开展，由淋巴水肿治疗师或妇科肿瘤医师进行。待病情稳定后，患者家属可在专科医院学习一些简单按摩或包扎手法，以帮助患者巩固疗效。

2. 药物治疗

目前国内部分医院应用传统医学方法治疗下肢淋巴水肿，并取得了较为显著的疗效。国内学者罗毅等应用的复方中药“淋巴方”，其主要成分为苦参和丹参，具有抑制皮肤纤维化和脂肪沉积，以及抗炎和改善微循环的作用，能够有效治疗淋巴水肿及并发症。其他的传统医学治疗方法，如中药外敷、拔罐、穴位贴敷等也可试用。

西药治疗下肢淋巴水肿的效果较为局限，主要用于对抗局部炎症反应、皮肤纤维化和其他并发症的发生，如使用抗生素治疗蜂窝织炎和淋巴管炎等急性淋巴淤滞相关炎症，应用抗真菌药物控制真菌感染等。

3. 外科手术治疗

下肢淋巴水肿的外科手术治疗方法分为两种：一种是切除患肢多余纤维和脂肪组织的还原性手术；另一种是恢复淋巴组织连续性和功能的移植或重建手术。外科手术疗法的核心理念是恢复正常的淋巴引流和切除异常的皮肤组织。上述两种方法均可能对淋巴水肿有效，主要应用于保守治疗失败的中晚期下肢淋巴水肿患者。

4. 下肢淋巴水肿消肿治疗的功能锻炼

（1）站立或坐姿时活动踝关节；

（2）消肿锻炼：患侧下肢屈曲、伸展活动、以不同的速度原地踏步；

（3）伸拉锻炼：伸拉腓肠肌群、大腿肌肉和股直肌；

（4）呼吸锻炼：做好深呼吸。

⊙ 七、下肢淋巴水肿的预防措施

下肢淋巴水肿重在预防，作为下肢淋巴水肿的高危人群，子宫颈癌患者该如何预防变成“大象腿”呢？

1. 提高机体抵抗力，避免过度疲劳。

2. 积极治疗足癣，减少感染并发症。

3. 勤修剪指甲，避免甲沟炎。

4. 避免长时间坐姿，建议久坐过程中间断性地站立行走。

5. 坐飞机长途旅行时建议穿着弹力裤袜。

6. 有静脉曲张病史者应长期穿着弹力袜。

7. 一旦发生丹毒等皮肤感染立即就医，尽早使用抗生素控制。

8. 关注肢体皮肤的护理，保持皮肤清洁，常换鞋袜，使用护肤用品，防止皮肤干燥。

9. 长途行走和攀爬时建议穿着弹性裤袜，避免在没有穿着弹力袜或绷带的情况下做剧烈或长时间的运动。

10. 关注下肢是否有水肿，一旦发现应立即去专科医师处就诊。

11. 避免穿过紧的鞋子。

12. 均衡饮食，保持适中的体重。

第八节　睡眠

睡眠障碍在肿瘤患者中非常常见，患病率为23%～87%，常贯穿于肿瘤或控瘤治疗整个过程，其中约2/3的患者表现为失眠。失眠是指在有充足睡眠机会的情况下，不能入睡或无法保持睡眠状态，导致白天功能障碍。

⊙ 一、睡眠障碍的原因

肿瘤患者的睡眠障碍常由多种因素引起。

1. 肿瘤所致环境变化或精神心理状态对睡眠质量和持续时间产生负面影响。

2. 经济因素。高额的治疗费用常让患者日夜苦恼，引起失眠。

3. 控瘤治疗（化疗、放疗、手术、生物制剂、激素制剂、分子靶向药物）的不良反应引起躯体不适。

4. 肿瘤相关并发症如癌痛、恶心、呕吐、腹痛、呼吸困难等，或治疗并发症所用药物，如阿片类药物、止吐药、皮质类固醇等引起的不良反应。

⊙ 二、睡眠障碍对癌症患者的危害

1. 不利于病情好转

因为失眠可降低人体的免疫力，使人体抵抗力下降，不利于疾病的康复。

2. 降低生活质量，影响康复效果

失眠使人的记忆力、注意力和思维判断力受到干扰，白天昏昏沉沉，精神不振，疲乏无力，注意力难以集中，记忆力下降；有的病友只能整日卧床，影响康复锻炼计划、日常生活和工作。

3. 影响患者的心情，可能出现焦虑、抑郁等不良情绪

失眠会令人心烦，感到周身不适，使患者过度关注躯体情况，产生担心疾病复发的焦虑情绪。凌晨早醒，无法再入睡，会显著影响一天的心情。

4. 失眠使患者难以恢复体力和精力，难以承受放化疗的不良反应

足够的睡眠能让脑细胞和全身处于休息状态，恢复体力和精力，消除疲劳。失眠加重患者的疲劳感，精神状态和躯体状态变差，导致患者难以承受放化疗的不良反应。

5. 失眠加重患者的家庭负担

失眠使患者得不到良好的睡眠，其家人也无法安然入睡，家人的心情、生活和工作受到影响，从而加重整个家庭的思想负担和经济压力。

⊙ 三、睡眠障碍的治疗

（一）失眠的非药物治疗

1. 睡眠的健康教育

失眠往往与不良的睡眠习惯有关，如在床上看书、看电视，或晚上喝酒、咖啡和茶等。不良的睡眠习惯会破坏睡眠的正常节律，引起失眠。通常，你可以从医生那里或者宣传品上了解到睡眠相关的健康教育知识，也可让医生了解您的睡眠习惯，有针对性地给你建议或方案。

2. 进行放松训练

放松训练是较容易掌握的方法，可以有效降低失眠病友们的心理、生理高唤起状态，有助于诱导入眠。常用的方法有：①横膈膜式深呼吸，方法是右手放在腹部肚脐，左手放在胸部；吸气时，最大限度地向外扩张腹部，胸部保持不动；呼气时，最大限度地向内收缩腹部，胸部保持不动；循环往复，保持每一次呼吸的节奏一致；细心体会腹部的一起一落，使呼吸放慢，变深。②渐进性肌肉放松，方法是找一个安静的场所，取坐位或仰卧位，先使身体某一部位的肌肉紧张，保持 5 ～ 7 秒，注意肌肉紧张时所产生的感觉；紧接着快速使紧张的肌肉彻底放松，并细心体会放松时肌肉有什么感觉；从头到脚，每个身体部位的肌肉一张一弛做两遍，然后对那些感觉未彻底放松的肌肉，依照上述方法再行训练。这种方法可以让练习者体验肌肉群从极度紧张到逐渐放松的全过程，帮助病友们进入身心松弛状态。

3. 刺激控制疗法

这是一种已被美国睡眠医学会（AASM）推荐为治疗入睡困难和睡眠维持困难的“标准的”非药物疗法。它的核心思想是重建睡床和卧室与快速入睡及持续睡眠间的联系，要求做到：①无论夜里睡了多久，每天都坚持在固定的时间起床；②除睡眠外，不要在床上或卧室内做任何事情；③只在卧室内睡眠；④醒来后的 15 ～ 20 分钟一定要离开卧室；⑤只在感到困倦时才上床休息。

4. 睡眠约束疗法

临床上常同刺激控制疗法一同使用，其目的是提高睡眠效率。具体操作方法：减少卧床时间（每晚不少于 4 ～ 5 小时），以免白天嗜睡，但保持每天早晨起床时间不变。

5. 认知疗法

失眠症特别是慢性失眠症病友往往对失眠的后果持消极甚至灾难性的态度和信念，而这种负性观念会引发患者对失眠的恐惧，加重焦虑情绪，从而使失眠症恶化。认知疗法是帮助患者消除这些不正确的观念，减少患者对失眠的恐惧感，重建患者对睡眠状况的希望。需要注意的是，认知疗法必须在医生指导下才能完成。

（二）失眠的药物治疗

目前，国际睡眠障碍专家推荐的用药原则是“按需治疗”和“小剂量间断”使用催眠药物。根据病友们白天的工作情况和夜间的睡眠需求，考虑在症状出现的晚上使用短半衰期的镇静催眠药物，需要强调的是，待症状稳定后，不必每晚使用（应采用间歇性或非连续用药方式）。通常，临床医生在治疗原发性失眠时，会选择非苯二氮䓬类药物作为一线药物。以下是一些常用药物。必须说明的是，下面的任何药物都应该在专业精神科或心理医生指导下进行使用，请不要随意给自己开药方，更不可随意改变剂量和停药。

1. 苯二氮䓬类药物

这类药物具有镇静、肌松和抗惊厥的作用，可以帮助病友们缩短入睡时间，延长总体睡眠时间。对于入睡困难的病友来说，可以服用见效快、作用时间短的短效药物，如奥沙西泮、咪达唑仑等；对于睡眠不深又早醒的病友来说，可服用起效缓慢、作用时间持久的长效药物，如氯硝西泮。但同时，这类药物的不良反应和并发症也较明确，如白天感觉困倦、头晕、记忆力下降；停药后出现更加严重的失眠；长期大量使用会产生耐受性和依赖性。

2. 非苯二氮䓬类药物

这类药物仅有催眠而无镇静、肌松和抗惊厥作用。这类药物半衰期短，可迅速被吸收，不产生蓄积，不易导致白天困倦，不易产生耐受性、依赖性，还能够改善患者的睡眠结构，且一般不产生失眠反弹和戒断综合征。不良反应与用药剂量和个体敏感性有关，主要包括头痛、口苦、思睡等。

3. 抗抑郁药物

对伴有抑郁情绪或疼痛的睡眠障碍病友来说，在抗癌治疗中还会用到有助于镇静、催眠的抗抑郁药物，如米氮平、曲唑酮、阿米替林等。

⊙ 四、睡眠药如何使用才安全

睡眠药如果得到正确的使用，是没有危险的。很多患者的担心都是没有根据的，只要遵守医嘱，是可以安心服用的。

1. 不要与酒一起饮用，因为二者会加强彼此的作用，引起严重的步态不稳、暂时的记忆障碍等不良反应。

2. 在正确的时间服用，请按照自然的睡眠节律服用。

3. 服药后应尽快上床，如果服药后还长时间在床下活动的话，不仅影响药物充分起效，有时还会出现步态不稳、遗忘等症状。

4. 无效或出现不良反应时，要尽快找医生，不能自行加量或者换药。

5.“服用睡眠药具有危险性”的想法常常使很多人过早、勉强停药。其实只要按照医嘱正确服用睡眠药，即使长时间持续服用也是安全的。

6. 不要突然停药。在对睡眠还没有足够信心时就停药，会加重不安感带来的失眠，而且突然停药会使失眠恶化，应逐渐减量。

第十三章　随访

第一节　随访时间和内容

对于新确诊的子宫颈癌患者，应建立完整病案和相关资料档案，治疗结束后定期进行随访监测。具体内容如下。

治疗结束后的最初 2 年内每 3 ～ 6 个月复查 1 次；第 3 ～ 5 年建议每 6 个月复查 1 次；5 年后建议每年复查 1 次。复查时医生会根据具体情况安排相应的检查项目：MRI 或 CT 等检查评估盆腔肿瘤控制情况，必要时行 PET–CT 检查；子宫颈或阴道细胞学检查；肿瘤标记物检测等。连续随诊 5 年后根据患者情况决定是否继续随诊。

子宫颈癌患者治疗后应定期进行随访和检查。早期复发不易被发现，仔细的问诊和盆腔三合诊检查，配合肿瘤标志物及影像学检查，有助于及早发现复发病变。

放疗后规律冲洗阴道，必要时使用阴道扩张器，适时恢复性行为，均有利于减少阴道粘连。

第二节　正确看待复发

有些患者在治疗期间心态很平和，治疗结束或告一段落后反而会担心和产生不安感，害怕肿瘤扩散或转移，这种阴影始终笼罩在心中久久不能散去。尤其在医院复查时，听到病友间议论自己的病情，听到有人绝望地说自己已经全身扩散了，就会引发内心的情感共鸣，也开始担心自己会很快扩散。而每次复查，医生并不能给出“以后不会复发”的保证，癌症会复发的可能让病友的内心很焦虑。对未来的不确定感让她们无法安心，感到无助和苦恼。感冒、发热、身体的不明疼痛都会令她们十分紧张，草木皆兵，误以为是复发的信号。如何面对扩散的阴影，正是癌症患者要渡过的又一个难关。

1. 学习与疾病相关的知识

每种类型的癌症都有自己的特点，转移复发的特点也会不同；不同的病期有不同的治疗方案，是否转移复发也会不同；即使病情相同，不同人转移复发的时间也可能不同。所以，学习与疾病相关的知识很重要，要充分了解自己所患癌症的特点，不要盲目担心。

获取疾病相关知识的途径可以多种多样，但一定要保证信息的科学性，患者可以就自己的问题咨询有关方面的专家，可以参加肿瘤专科医院的健康大讲堂，可以从正规的科普书籍中学习。对于铺天盖地、难辨真伪的网络信息一定要批判地吸收，有些信息容易误导病友，反而产生不良影响。

2. 接受无法改变的现实

有些类型的癌症有转移、复发的风险，医学上无法保证不会复发。这时，我们只能接受无法改变的现实。不过，有转移、复发的风险并不表示一定会复发，病友可以通过学习疾病的相关知识，看看自己可以从哪些方面来预防复发。如果病友把时间和精力花在了担心转移复发上，康复的时间就相对减少，对自己的病情恢复反而不利。所以，接受现实后，就要积极行动起来，做自己能做的事情。抛弃无谓的担心，有计划地安排好每一天的时间。

3. 遵医嘱定期复查

定期复查可以减少转移、复发的风险，或者可以及时发现微小的转移复发灶。如果担心转移、复发，就要听从医生的安排定期复查。例如，治疗结束后 2 年内每 3 ～ 6 个月复查一次，2 年后每 6 个月复查一次。如果复查结果没有问题，就不要过分担心，应把注意力放在如何提高自己的生活质量上。

4. 做好身心的准备

很多人会问："如果真有转移、复发的一天，我们怎么办？"其实，我们最该问的问题是"我们现在应该怎么办"。如果真的出现了转移复发，应尽快看医生，积极与医生讨论并制订治疗方案；而如果没有转移复发的迹象，病情处在平稳的阶段，应该做什么是我们要好好考虑的问题。

我们该做哪些准备呢？答案可以归纳为两个方面：身体方面和心理方面。身体上，可以从注意锻炼、坚持运动、合理饮食、规律作息、保持良好的生活习惯等着手。心理上，就要保持平和开放、乐观积极的心态，过好每一天。

参考文献

[1] American Society for Colposcopy and Cervical Pathology (ASCCP). Comprehensive Guidelines for the Management of Cervical Intraepithelial Neoplasia[M]. 3rd ed. Rockville：ASCCP Press，2020.

[2] Baggish M S. Intra-abdominal pelvic anatomy[M]//Baggish M S，Karram M M. Atlas of Pelvic Anatomy and Gynecologic Surgery. 3rd ed. St. Louis：Saunders Elsevier，2011：179.

[3] Berek J S，Hacker N F. Berek & Hacker's Gynecologic Oncology[M]. 7th ed. Philadelphia：Wolters Kluwer，2020.

[4] DeLancey JO. Anatomic aspects of vaginal eversion after hysterectomy[J]. Am J Obstet Gynecol，1992，166（6 Pt 1）：1717-1728.

[5] Grisaru D，Covens A，Chapman B，et al. Does histology influence prognosis in patients with early-stage cervical carcinoma? [J] Cancer，2001，92（12）：2999-3004.

[6] International Federation of Gynecology and Obstetrics (FIGO). FIGO Cancer Report 2021: Cervical Cancer Treatment Guidelines[M]. London：FIGO，2021.

[7] National Cancer Center，Cervical Cancer Expert Committee of National Cancer Quality Control Center. Quality control index for standardized diagnosis and treatment of cervical cancer in China (2022

edition) [J]. Chin J Oncol，2022，44（7）：615-622.

[8] National Comprehensive Cancer Network (NCCN). NCCN Guidelines for Cervical Cancer[M]. 3rd ed. Fort Washington：NCCN，2023.

[9] Partridge E E，Abu-Rustum N R，Campos S M，et al. Cervical cancer screening[J]. J Natl Compr Canc Netw，2010，8：1358-1386.

[10] Siegel R L，Giaquinto A N，Jemal A. Cancer statistics, 2024[J]. CA Cancer J Clin，2024，74（1）：12-49.

[11] Smith H O，Tiffany M F，Qualls C R，et al. The rising incidence of adenocarcinoma relative to squamous cell carcinoma of the uterine cervix in the United States--a 24-year population-based study[J]. Gynecol Oncol，2000，78（1）：97-105.

[12] Stolnicu S，Soslow R A. Squamous and Glandular Epithelial Tumors of the Cervix: A Pragmatical Review Emphasizing Emerging Issues in Classification, Diagnosis, and Staging[J]. Surg Pathol Clin，2022，15（2）：369-388.

[13] World Health Organization (WHO). WHO Guidelines for Screening and Treatment of Precancerous Lesions for Cervical Cancer Prevention[M]. 2nd ed. Geneva：World Health Organization，2021.

[14] World Health Organization. WHO Classification of Tumours: Female Genital Tumours[M]. 5th ed. Lyon：International Agency for Research on Cancer，2020.

[15] Wright J D，Rosenblum K，Huettner P C，et al. Cervical sarcomas: an analysis of incidence and outcome[J]. Gynecol Oncol，2005，99（2）：348-351.

[16] Wright T C，Massad L S. Management of Cervical Precancer: High-Grade Squamous Intraepithelial Lesion[M]//Mayeaux E J，Cox J T. Modern Colposcopy: Textbook and Atlas. 4th ed. Philadelphia：Wolters Kluwer，2021：312-340.

[17] Wright T C，Ronnett B M. Cervical Squamous Intraepithelial Lesions: Biology and Clinical Implications[M]//Kurman R J，Ellenson L H，Ronnett B M. Blaustein's Pathology of the Female Genital Tract. 7th ed. New York：Springer，2019：227-256.

[18] 广东省预防医学会宫颈癌防治专业委员会 . 消除子宫颈癌之 HPV 疫苗应用广东专家共识 [J]. 中国医师杂志，2021，23（9）：1303-1315.

[19] 胡尚英，赵雪莲，张勇，等 .《预防宫颈癌：WHO 宫颈癌前病变筛查和治疗指南（第二版）》解读 [J]. 中华医学杂志，2021，101（34）：2653-2657.

[20] 孔北华，向阳，马丁 . 中国妇科肿瘤临床实践指南 2024 版：上卷 子宫颈癌 [M]. 北京：科学技术文献出版社，2024.

[21] 李晓，姜洁 . 妇科肿瘤抗血管内皮生长因子单克隆抗体临床应用指南 [J]. 现代妇产科进展，2020，29（02）：81-87.

[22] 龙行涛，周琦，林仲秋 . 子宫颈癌免疫检查点抑制剂临床应用指南（2024 年版）[J]. 中国实用妇科与产科杂志，2024，40（07）：712-719.

[23] 茅娅男，尤志学 . ASCCP 2019 共识指南子宫颈癌筛查结果异常管理解读 [J]. 现代妇产科进展，2021，30（1）：58-64.

[24] 郎景和 . 妇产科学新进展 —— 妇产科疾病的分类、分期、分级的

基础及其意义 [M]. 北京：中华医学电子音像出版社，2024.

[25] 谢鹏，晏俊芳 . 复发性子宫颈癌综合诊治中国专家共识（2022 年版）[J]. 中华肿瘤防治杂志，2022，29（24）：1715-1724+1740.

[26] 谢幸，孔北华，段涛 . 妇产科学 [M]. 9 版 . 北京：人民卫生出版社，2018.

[27] 中国抗癌协会妇科肿瘤专业委员会 . 子宫颈癌诊断与治疗指南(2021 年版）[J]. 中国癌症杂志，2021，31（6）：474-489.

[28] 周晖，刘昀昀，罗铭，等 . 《2023 NCCN 子宫颈癌临床实践指南（第 1 版）》解读 [J]. 中国实用妇科与产科杂志，2023，39（02）：189-196.